AF586109

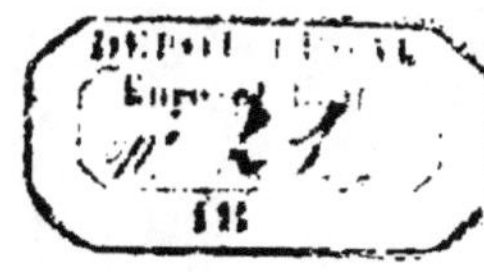

ÉTUDE MÉDICO-PSYCHOLOGIQUE

SUR LE

THÉATRE D'IBSEN

PAR

Le Dr Robert GEYER

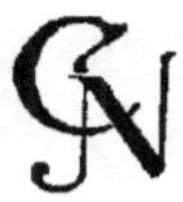

PARIS
C. NAUD, ÉDITEUR
3, RUE RACINE, 3

1902

ÉTUDE MÉDICO-PSYCHOLOGIQUE

SUR LE

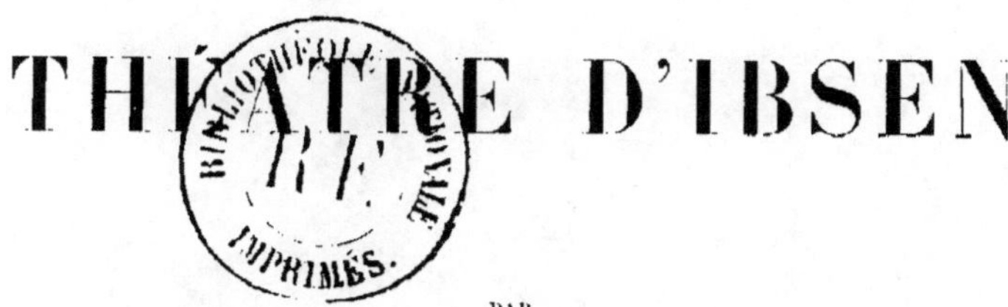

THÉATRE D'IBSEN

PAR

Le Dr Robert GEYER

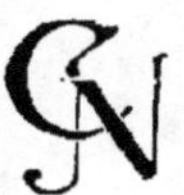

PARIS
C. NAUD, ÉDITEUR
3, RUE RACINE, 3

1902

A MES MAITRES EN PSYCHIATRIE

MONSIEUR LE DOCTEUR MOTET

MEMBRE DE L'ACADÉMIE DE MÉDECINE

MONSIEUR LE DOCTEUR GILBERT PETIT

MÉDECIN EN CHEF DE L'ASILE D'ALIÉNÉS DU MANS

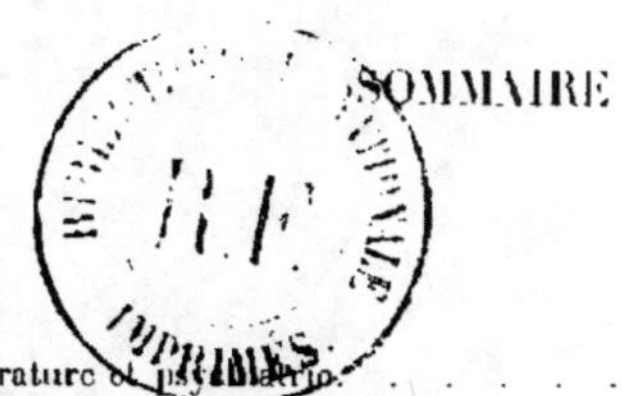

SOMMAIRE

		Pages.
I.	Littérature et psychiatrie	8
II.	Intérêt particulier du théâtre d'Ibsen au point de vue psychiatrique	11
III.	Analyse de onze drames d'Ibsen	19
	Brand	19
	Maison de Poupée	37
	Les Revenants	40
	Le Canard sauvage	47
	Rosmersholm	58
	La Dame de la Mer	63
	Hedda Gabler	70
	Solness le Constructeur	81
	Le Petit Eyolf	90
	Jean-Gabriel Borckman	96
	Quand nous nous réveillerons d'entre les morts	99
IV.	CONCLUSIONS	107

LE THÉATRE D'IBSEN

ÉTUDE MÉDICO-PSYCHOLOGIQUE

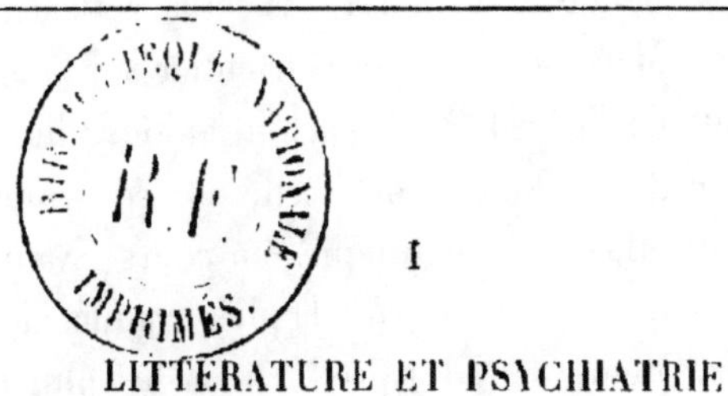

I

LITTÉRATURE ET PSYCHIATRIE

« En même temps et dans l'espace de bien peu d'années, dit Enrico Ferri, Darwin étayait la biologie, Spencer la philosophie naturelle et Marx la sociologie sur la base solide du positivisme. La méthode positive, l'observation expérimentale renouvelaient la connaissance de la nature, celle de la collectivité humaine et celle de l'individu. Le roman devait forcément s'adapter à cette interprétation nouvelle de l'univers : il devait ressentir le contre-coup décisif de ces influences. Abandonnant le formalisme fantaisiste, vieux et démodé, l'héroïsme de manière et de pose, il ne tarda pas à se transformer en se rapprochant des sources vives de la réalité humaine (1). »

Déjà, en effet, Balzac, Stendhal, Flaubert, courageusement, avaient créé le roman naturaliste, mais il faut

(1) Enrico FERRI. Les criminels dans l'art et la littérature, p. 94. Paris, 1897.

arriver à M. Zola pour trouver, outre le souci de la réalité, une constante préoccupation de vérité scientifique Il nous a doté du roman d'observation, appelé à tort, comme l'a fait justement remarquer M. Max Nordau, roman expérimental. Son œuvre la plus considérable, « Les Rougon-Macquart ». repose en entier sur la grande loi biologique de l'hérédité. Et partout aujourd'hui nous retrouvons cette recherche de vérité et ces emprunts continuels aux théories scientifiques en cours. Naturellement la psychopathologie fournit la plus grande part des observations. Même dans les productions les plus extravagantes de la littérature anglaise, on trouve toujours une hypothèse scientifique qui sert de base aux développements imaginés par l'auteur. Ainsi dans le Grand Dieu Pan d'Arthur Maschen nous assistons à une vivisection sur l'écorce cérébrale humaine, dans le Faiseur de Monstres de Morow l'auteur décrit une résection des hémisphères cérébraux ou bien encore, avec l'Ile du Dr Moreau, Wells nous terrifie par le récit d'expériences épouvantables et heureusement toutes d'imagination.

En Scandinavie. outre Ibsen qui va spécialement nous occuper, nous trouvons plusieurs fois dans les œuvres de Björnstjerne-Björnson cette préoccupation scientifique. Nous savons que c'est avec les cliniques de Charcot qu'il a bâti son admirable drame « Au-dessus des Forces humaines » où nous voyons un dégénéré impulsif issu d'un mystique halluciné et d'une hystérique. En Russie, Dostoïewsky a largement puisé pour tous ses ouvrages aux sources alimentées par l'aliénation mentale. Tolstoï nous a donné dans la Sonate à Kreutzer un dégénéré homicide et dans la Puissance des Ténèbres des observations étrangement vivantes d'alcooliques délirants. Enfin, Gorki vient de se révéler écrivain du plus grand talent avec ses vagabonds, alcooliques et dégénérés.

En Allemagne, Hauptmann avec « le Voiturier Henschell » mettait à la scène les hallucinations terrifiantes de la vue dans l'alcoolisme. En Italie enfin, c'est d'Annunzio qui emprunte aussi à la psychiatrie plusieurs de ses personnages pour faire les Vierges aux Rochers, le Triomphe de la Mort et son chef-d'œuvre : l'Intrus.

Nous n'insisterons pas davantage. Nous avons cité à dessein dans ce très rapide aperçu des noms connus de tous et l'on voit la part très grande prise par la psychiatrie ou les sciences connexes dans les œuvres des écrivains européens. Dans ces toutes dernières années, rien qu'en France le nombre d'œuvres littéraires où l'on rencontre des aliénés est trop considérable pour que nous songions à les citer. On en trouvera une bibliographie très complète dans la *Chronique médicale* (1). D'autre part, le sujet a été traité d'une manière plus générale et très détaillée dans l'ouvrage récent de M. R. Fath (2). « Rêver ce qui pourrait être, dit M. Zola (3), devient un jeu enfantin quand on peut peindre ce qui est : et, je le dis encore, le réel ne saurait être ni vulgaire ni honteux, car c'est le réel qui a fait le monde. Derrière les rudesses

---

(1) *Chronique médicale*, 1899 et 1900. Les Romans médicaux.

(2) Robert FATH. L'influence de la science sur la littér. française dans la seconde moitié du XIXe siècle. Lausanne, Payot, 1901.

(3) E. ZOLA. Le Naturalisme au théâtre, p. 48.

de nos analyses, derrière nos peintures qui choquent et qui épouvantent aujourd'hui, on verra se lever la grande figure de l'Humanité, saignante et splendide, dans sa création incessante. »

II

INTÉRÊT PARTICULIER DU THÉATRE D'IBSEN

AU POINT DE VUE PSYCHIATRIQUE

Pourquoi parmi ces écrivains, avons-nous de préférence choisi Ibsen. A l'heure actuelle, on peut considérer Ibsen comme un classique au même titre que Shakespeare ou que les trois grands tragiques grecs. Il est un des rares dramaturges qui nous ait donné de véritables « tranches de vie ». Méprisant les conventions théâtrales et les préjugés du public, il a osé, comme ses illustres prédécesseurs, mettre en scène autre chose que des fadaises ou des analyses alambiquées de psychologies imaginaires. Son théâtre est simple le plus souvent, compliqué quelquefois, comme la vie. Il est même tellement la vie qu'on a hésité à la reconnaître.

« Je n'ai qu'une prétention, disait Ibsen, c'est de présenter, dans chacune de mes pièces, un fragment de la réalité (1). »

Il a voulu nous montrer des hommes vivants, avec

---

(1) PROZOR. Préface du Canard sauvage.

leurs qualités et avec leurs tares. Il insiste sur ces tares, car il tient à ce que l'humanité se rende compte des difficultés de la lutte pour le mieux. « Ma pensée est amère quand elle n'est pas triste, avoue-t-il quelque part. » Aussi, nous ne nous étonnons pas que M. Lichtenberger ait pu parler du pessimisme d'Ibsen. « Ibsen, dit-il, cela ne fait point de doute, doit être rangé dans la catégorie des pessimistes réalistes. Dès l'époque de ses premières pièces modernes, il se révèle à nous comme un impitoyable analyste qui note froidement les tares de l'homme moderne et de l'organisme social (1). »

Mais à côté du pessimisme dont parle le savant professeur de Nancy il y a place pour l'espérance. Le grand dramaturge n'exagère les misères et les tristesses d'aujourd'hui que pour nous faire désirer plus violemment une aurore nouvelle se levant sur une humanité rajeunie et heureuse, connaissant enfin « la joie de vivre ».

Et toujours, il se préoccupe de bâtir ses types suivant un plan à base scientifique. Ainsi comme on lui demandait des explications sur les mobiles d'un de ses personnages, il répondit : « Je ne sais trop comment vous les expliquer. Je l'ai vu dans tel appartement, à telle heure de la journée, par telle température. Il est probable que, dans d'autres conditions, il aurait agi différemment (2). »

« Qu'on s'occupe donc moins de ce que je pense, dit-il encore, chacun de nous agit ou écrit sous l'empire

---

(1) H. Lichtenberger. Le Pessimisme d'Ibsen. *Revue de Paris*, 15 août 1901.

(2) Cité par M. Prozor. Préface du Canard sauvage.

de quelque idée. Ai-je réussi à faire une bonne pièce et des personnages vivants? Voilà la grande question (1). »

Il n'a jamais mis à la scène quelqu'un qu'il n'eût pas vu. Cela fait précisément le grand intérêt de son théâtre pour une analyse médico-psychologique, puisque nous pouvons prendre de chaque individu une sorte d'observation clinique.

Nous verrons, en effet, qu'il se garde d'omettre un détail qui peut aider la compréhension d'une psychologie. Il a soin, par exemple, de dire qu'Ellida Wangel était enceinte quand elle eut des hallucinations ou que la petite Hedwige qui va se suicider est sous l'influence de la crise de la puberté. Il ne craint pas non plus d'insister sur une chose qu'il veut faire considérer comme primordiale : « l'hérédité ».

On a particulièrement reproché à Ibsen d'avoir abusé des aliénés. On disait volontiers que c'était du procédé théâtral. Pour nous, au contraire, c'est le témoignage le plus sûr de la profonde vérité de ses œuvres. A chaque instant, dans la vie, nous coudoyons des fous de toute sorte. Comme dans la vie, il y a, dans le théâtre ibsénien, beaucoup d'aliénés, surtout de ceux que le monde appelle d'un euphémisme poli les originaux, les détraqués, « les excentriques, qui ne sont après tout que des aliénés d'une espèce à part et qui ont le privilège de ne pas se faire enfermer (2) ».

Et ce fait de s'être servi d'aliénés non considérés

---

(1) Id., Préface du Petit Eyolf.

(2) Paul Moreau, de Tours, *Dictionnaire Jaccoud*, art. Suicide.

comme tels par le public a donné lieu à des clichés dont nombre de critiques ont usé et useront indéfiniment. Quand on ne comprenait pas tel ou tel personnage on disait : « Ne nous en étonnons pas, c'est un être à part du ressort de la psychologie scandinave, par conséquent il n'importe pas qu'on s'y arrête » et de ce théâtre immensément humain on a voulu faire un théâtre national. Parce que Nora est hystérique, ou Hilde, parce que Grégoire Werlé, Brand ou Hedda Gabler sont des dégénérés, on n'a pas compris leur psychisme. On en a fait des Norvégiens alors que ce sont des aliénés comme on en trouve chez tous les peuples, sous toutes les latitudes, partout où règne la civilisation avec son surmenage et ses intoxications.

On a également accusé Ibsen d'obscurité. Ce reproche comme le précédent veut dire seulement que les critiques obligés d'apprécier trop vite et trop superficiellement, n'ont pas compris et ne se sont pas donné la peine d'approfondir. Lorsqu'une fois on a saisi la manière de procéder du dramaturge, toute pièce apparaît d'une lumineuse clarté. Dans chacune de ses œuvres, Ibsen se propose de développer une pensée philosophique, un symbole et pour représenter ce symbole, il se sert d'un individu dont le caractère répond à l'abstraction qu'il a en vue. Souvent, il s'adresse à la psychopathologie.

Ainsi, il représentera la foi aveugle en l'avenir par une hystérique comme Hilde Wangel, l'intransigeance des principes par des dégénérés à idées fixes, tels Grégoire Werlé et Brand. Le passé avec ses préjugés et ses puérilités prend corps dans une débile, Mme Solness. La lassitude d'un homme prématurément engagé dans la lutte pour l'idée devient palpable avec un neurasthénique comme Solness le Constructeur qui voudrait encore combattre, essaye de le faire sous l'énergique impulsion de Hilde, mais ne peut plus. La vie tourmentée par un idéal irréalisable suivi de désillusion amère se condense dans le syndrome de Cotard personnifié dans la mélancolie d'Irène.

On reste confondu d'admiration devant les ressources d'un cerveau comme celui d'Ibsen. « Les personnages, dit M. Prozor (1), pour être symboliques, n'en sont pas moins vrais jusque dans les moindres détails. C'est à croire que pour Ibsen, les tendances de l'âme, les forces de la nature, les lois du monde moral sont réellement représentées par des individus qu'on voit vivre et agir. Il suffit d'observer pour apercevoir d'éternelles vérités sous de fugitives apparences. Plus l'observation est minutieuse, plus le symbole se montre clair et vivant. »

Nous n'avons pas à nous occuper ici des idées émises et discutées par Ibsen, c'est l'œuvre de critiques littéraires, artistiques ou sociologiques tels que Brandès, Lichtenberger, Shaw, Ehrhard, Ossip-Lourié et d'autres.

Nous nous sommes proposé, dans cette étude, de mettre en valeur le côté psychique des types de ce théâtre qui peuvent relever de la critique psychiatrique. Pour cela, nous allons voir en détail onze des pièces d'Ibsen. Nous n'avons pris dans son œuvre que celles qui nous intéressent spécialement, laissant de côté les drames de

(1) Prozor. Préface de Rosmersholm.

pure polémique. Nous ne nous occuperons pas de Peer Gynt. Après l'avoir analysé, nous avons laissé de côté ce type de dégénéré, alcoolique halluciné, avec de l'automatisme ambulatoire demi-conscient qui nous autorise à le classer dans la catégorie des Captivés du Dr Tissié (1). En écrivant Peer Gynt, Ibsen a voulu faire un poème avec de vieilles légendes scandinaves. Nous préférons donc ne pas risquer de diminuer une œuvre d'admirable poésie à laquelle la musique de Grieg convient mieux que la critique médicale. Et cependant même là, le Maître n'a pu s'empêcher de créer un type profondément réaliste et vivant.

Dans cette étude de détail, où chaque personnage analysé peut être considéré comme représentant en quelque sorte une observation clinique nous n'avons pas craint de faire de nombreuses citations. Parfois même, nous avons reproduit des fragments de scène, estimant que c'était la meilleure manière de donner une idée précise du caractère étudié. Le plus souvent possible, nous nous sommes appuyé sur la parole des maîtres incontestés en aliénation mentale, choisissant dans leurs œuvres les passages qui pouvaient se rapporter au cas discuté,

Après ce que nous pourrions presque appeler la présentation des malades, nous verrons dans une vue d'ensemble comment Ibsen a traité l'étiologie et la symptomatologie des maladies mentales qu'il a mises à la scène. Forcément nous commettrons des fautes et des oublis, mais le théâtre d'Ibsen est si vaste ! Il est une mine iné-

(1) Tissié. Aliénés voyageurs, *Thèse*, Paris, 1887.

puisable en observations multiples car il est la vie elle-même. On peut dire du grand dramaturge norvégien ce que Victor Hugo a dit de Balzac : « A son insu, qu'il le veuille ou non, qu'il y consente ou non, l'auteur de cette œuvre immense et étrange est de la forte race des écrivains révolutionnaires. Il va droit au but. Il saisit corps à corps la société moderne : il arrache à tous quelque chose, à ceux-ci un cri, à ceux-là un masque : il fouille le vice, il dissèque la passion, il creuse et sonde l'homme, l'âme, le cœur, les entrailles, le cerveau, l'abîme que chacun a en soi (1). »

Enfin, nous tenons à faire remarquer que notre idée d'appliquer la critique psychiatrique à une œuvre dramatique n'a rien d'original. Shakespeare, en particulier, qu'aimait tant à citer Charcot, a été étudié pour ses aliénés dans différentes critiques remarquables. Par ordre chronologique, nous citerons les Esquisses de Shakespeare sur l'imbécillité, du Dr Kellog (2), The mad Folk of Shakespeare Psychological essays du Dr Bucknill en 1867, la communication de Brierre de Boismont (3) à la *Société médico-psychologique* qui occupa toute la séance du 29 juin 1868 et l'étude du Dr Onimus dans la *Revue des Deux-Mondes* d'avril 1876. Ajoutons l'étude de M. Gasquet sur les fous dans le théâtre grec (4).

---

(1) Victor Hugo. Discours sur la tombe de Balzac, 20 avril 1850.

(2) *The American Journal of Insanity*, jan. 1865.

(3) Brierre de Boismont. Lear. *Ann. médico-psychol.*, 69, I, 1. — Hamlet. *Ann. médico-psychol.*, 68, XII, 329.

(4) Gasquet. Les fous du théâtre grec. *Mental Science*, 3e trim. 1872.

L'ŒUVRE D'HENRIK IBSEN (1)

1871. Poésies.
1850. Catilina.
1856. La Fête à Solhoug.
1857. La châtelaine Inger Oestraat.
1858. Les guerriers à Helgeland.
1863. La comédie de l'Amour.
1864. Les prétendants à la couronne.
1866. Brand.
1867. Peer Gynt.
1869. L'union des jeunes.
1873. Empereur et Galiléen.
1877. Les soutiens de la Société.
1880. La Maison de Poupée.
1881. Les Revenants.
1882. Un ennemi du Peuple.
1884. Le canard sauvage.
1886. Rosmersholm.
1888. La Dame de la Mer.
1890. Hedda Gabler.
1892. Solness le Constructeur.
1894. Le Petit Eyolf.
1896. John-Gabriel Borckman.
1899. Quand nous nous réveillerons d'entre les morts.

(1) D'après M. Ossip-Lourié. La philosophie sociale dans le théâtre d'Ibsen.

III

ANALYSE DES ONZE DRAMES D'IBSEN

I. — BRAND (1)

C'est l'apôtre emmuré dans l'intransigeance de son idée fixe, incapable de sortir du cercle circonscrit par l'obsession qui le fait tomber dans l'automatisme psychologique. Lui, qui se croit appelé à révolutionner le monde avec une maxime, d'ailleurs très belle en elle-même, lui qui joue le surhomme de Nietzche ne réussit qu'à copier Don Quichotte, mais un Don Quichotte malfaisant, sacrifiant tout à l'idée systématique dans laquelle son cerveau s'est définitivement enlisé.

Grâce à l'atrophie de toute affectivité, Brand sera capable de marcher sur le cadavre de son enfant pour obéir à la force qu'il subit, en aliéné. Si nous ne craignions de trop nous éloigner de notre sujet, nous pourrions faire ici la psychologie morbide de l'apôtre qui sacrifie tout à son idée fixe. Sorte d'automate fasciné par un but souvent très noble, il marchera droit devant lui,

(1) Trad. franç. PROZOR, Perrin, édit., 1895.

sans entendre les cris de douleur qu'il provoque. Quittant sa famille, son milieu habituel, il ira jusqu'au martyre, jusqu'à la mort, la figure illuminée par l'intensité de son bonheur intime. Et les foules ignorantes admireront dans leurs conceptions simplistes cet aliéné souvent hystérique, toujours dégénéré, qui conserve sa sérénité au milieu des pires supplices parce qu'il a des troubles profonds de la sensibilité. Bien plus, sous l'influence de ces troubles, les tortures peuvent se changer en sensations voluptueuses. Les hagiographies et les traités de psychiatrie abondent en observations de ce genre. Morel cite un cas très caractéristique. « Un jeune aliéné, en proie à l'exaltation religieuse, s'était trempé le bras dans une chaudière d'eau bouillante ; il ne cessa, pendant le paroxysme de son délire, de chanter les louanges de Dieu ; il était insensible à la douleur (1). »

Brand ne va pas jusqu'au martyre car il vit au XIXe siècle dans un pays aux mœurs relativement douces : pourtant à un moment donné, il subit un début de lapidation. D'ailleurs, il ne s'aperçoit même pas de la grêle de pierres qui s'abat sur lui et s'éloigne sans faire un geste pour se protéger.

Mais n'anticipons pas sur l'étude du personnage et voyons d'abord la thèse qu'a voulu développer Ibsen.

Pour M. Ossip-Lourie (2) « Brand, c'est la conception vivante que la question sociale est avant tout une

---

(1) MOREL. Traité des maladies mentales, p. 325.

(2) OSSIP-LOURIÉ. La philosophie sociale dans le théâtre d'Ibsen. Alcan, 1900.

question de force, de volonté, d'énergie, de lumière et de morale individuelles. On n'a le droit d'accuser qui que ce soit qu'après s'être jugé soi-même, de dresser le bilan de la société qu'après avoir dressé celui de sa propre vie. Quand donc l'humanité guérie des mensonges s'élèvera-t-elle jusqu'à la volonté consciente ! »

La grande maxime qui domine le drame d'un bout à l'autre est « Tout ou rien ». La société actuelle repose sur un lit de concessions, de compromis, d'hypocrisies et de lâchetés. Pour dérouler sous nos yeux toutes ces tares de l'organisme social et des individus qui le composent, Ibsen se sert d'un fanatique qui porte dans les coins les plus obscurs le flambeau de son intransigeance morbide. Et cette morbidité du héros mis en scène n'a pas échappé à quelques critiques purement littéraires. Telle est, par exemple, l'opinion de M. Henri Lichtenberger (1). « Brand, le sublime apôtre du « Tout ou rien », est une âme trop dure, trop fermée à la pitié, à l'amour et qui, malgré son héroïsme, fait fausse route dans la vie, parce qu'elle oublie que Dieu est, avant tout, le Dieu de charité. » Il est nécessaire, dans tous les drames d'Ibsen, de bien distinguer dès le début le symbole à développer et le ou les individus dont se sert le poète pour exprimer dans la vie humaine ce symbole. Ici, nous venons de le voir, c'est le symbole admirable de la régénération de l'humanité, hésitante dans son évolution progressive, par la lutte incessante et douloureuse. Et

---

(1) H. Lichtenberger. Le Pessimisme d'Ibsen. *Revue de Paris*, 15 août 1901.

l'homme qui représente cette abstraction est tellement homme que, loin d'être un héros d'épopée, c'est un malheureux illuminé qui, victime lui-même du déséquilibre de ses centres nerveux, compromet par ses extravagances la victoire ultime d'un idéal prématurément apparu.

Cette pensée de choisir comme type de lutteur cérébral un fou est conforme à l'enseignement de l'histoire ; et, à ce sujet, M. Gustave Lebon a écrit quelques pages profondément vraies (1). « Les inventeurs peuvent modifier à la longue une civilisation : les fanatiques, à l'intelligence étroite mais au caractère énergique et aux passions puissantes, peuvent seuls fonder des religions, des empires, et soulever le monde. A la voix d'un Pierre l'Ermite, des millions d'hommes se sont précipités sur l'Orient ; les paroles d'un halluciné, comme Mahomet, ont créé la force nécessaire pour triompher du vieux monde gréco-romain : un moine obscur, comme Luther, a mis l'Europe à feu et à sang. Ce n'est pas parmi les foules que la voix d'un Galilée ou d'un Newton aura jamais le plus faible écho. Les inventeurs de génie hâtent la marche de la civilisation. Les fanatiques et les hallucinés créent l'histoire. »

Qu'est Brand au point de vue psychiatrique ? Si nous avions un certificat médical à rédiger pour constater son état psychique, nous dirions qu'il est atteint de dégénérescence mentale avec excitation intellectuelle ; besoin incessant de mouvement allant parfois jusqu'au désordre

---

(1) Gustave Lebon. Lois psychologiques de l'évolution des peuples.

dans les actes, jusqu'à l'impulsion demi-consciente ; idées systématiques de satisfaction et de grandeur. — Il est envoyé par Dieu, son maître, il doit renouveler l'humanité — troubles profonds des sentiments affectifs. Ce malade est dangereux pour lui-même et pour la société.

Pour employer le schéma très simple mais si clair de M. Dallemagne (1) nous pouvons résumer l'état mental de Brand, en disant que, chez lui, il y a déséquilibre entre le groupe des fonctions intellectuelles et ceux des fonctions affectives et des fonctions nutritives, l'irritation des premières amenant l'inhibition des secondes.

Brand est un dégénéré héréditaire : Morel l'aurait placé dans la deuxième classe de ses aliénés héréditaires ; il ressort de la quatrième série de Magnan, les déséquilibrés ou dégénérés supérieurs.

A un examen superficiel, on pourrait croire qu'il est dans la troisième période de délire chronique, en plein délire des grandeurs stéréotypé, et on l'enverrait rejoindre les « prophètes » qui attendent la démence terminale dans les asiles. Pour étayer notre diagnostic, nous croyons bien faire en rappelant quelques passages pris dans la monographie consacrée au délire chronique par MM. Magnan et Sérieux.

« Si nous opposons les psychoses des dégénérés au délire chronique, nous verrons combien nombreuses sont les différences au point de vue de l'âge auquel apparaît le délire, de son début, de son aspect systématique, de son évolution et de sa terminaison. Pour ce qui est

(1) Dallemagne. Dégénérés et déséquilibrés.

du premier point le délire chronique débute, nous le savons, à l'âge adulte ; la psychose du dégénéré peut éclater à tout âge, même dans l'enfance. Chez le délirant chronique nous trouvons une longue période d'incubation, contrastant, elle-même, le plus souvent avec l'état mental antérieur du sujet : le début de la psychose du dégénéré est tantôt brusque (délire d'emblée) tantôt insidieux. Dans le délire d'emblée, rien qui ressemble à la première période par laquelle passe le délirant chronique. Le dégénéré ne connaît pas les hésitations, les incertitudes, les méditations de ce dernier : il n'a point besoin, pour délirer, d'un long apprentissage ; grâce à ses aptitudes toutes spéciales, en quelques jours il a systématisé ses idées délirantes. Les psychoses évoluant sur un terrain de dégénérescence éminemment favorable réalisent promptement ces troubles hallucinatoires intenses, ces altérations de la personnalité qui, chez le délirant chronique, ont nécessité pour se manifester une longue élaboration : en quelques semaines, en quelques jours, le dégénéré franchit les étapes que le délirant chronique a mis des années à parcourir (1). »

Nous sommes bien renseignés sur les antécédents héréditaires de Brand. Sa mère ne cache pas ses idées étroites, son avarice sordide, son affection très relative pour son fils, son égoïsme exagéré, et, dominant le tout, des préoccupations tanatophobes. Cette femme, fille d'un père avare, a épousé un homme chétif, qui a passé sa vie à cacher son argent dans sa paillasse et dans son mur, de

---

(1) Magnan et Sérieux. Le délire chronique à évolution systématique.

peur des voleurs. Voilà les ascendants du prophète. Aussi ne faut-il pas nous étonner que, dès l'enfance, il ait différé de ses camarades et le souvenir en est resté à son ancien compagnon de classe, le peintre Eynar, qui le reconnaît à ses allures bizarres : « Tu es bien le même, toujours replié sur toi, fuyant la bande folle des camarades, t'écartant de nos jeux. »

C'était sans doute pour rêver d'entreprises lointaines. Lorsqu'il dit à sa mère qu'il est pressé, elle lui répond : « Oui, tu l'as toujours été. Encore enfant tu as voulu quitter le pays. » Il se vante d'avoir été insoumis, depuis son enfance, ce qui lui valait d'être puni.

« De bonne heure j'ai connu l'épouvante, la terreur hérissait mes cheveux, je criais, je hurlais comme tous les enfants en entrant dans le cachot noir, dans la chambre hantée. »

Son imagination fantasque lui créait des êtres merveilleux dont la représentation l'obsédait. « Du temps où j'étais petit garçon, deux idées me venaient souvent et je me tordais de rire, au risque d'être fouetté quand la vieille maîtresse d'école était de mauvaise humeur. Je me figurais un hibou qui aurait eu peur des ténèbres, puis un poisson hydrophobe. Impossible d'éloigner ces pensées. Elles avaient becs et ongles et ne lâchaient pas prise. »

On croirait lire les souvenirs de Thomas de Quincey, alors qu'obstinément se posait à son esprit le problème de la locomotion des mouches au plafond de sa chambre.

Renseignés comme nous le sommes sur l'enfance de Brand, nous sommes en droit d'attendre de lui les pires excentricités. Dès le commencement, d'ailleurs, il s'empresse de nous dire que s'il méprise les dangers, c'est qu'il obéit au maître qui l'envoie et que ce maître s'appelle Dieu. Partant de cette idée, il insulte tous les gens qui se permettent de ne pas penser comme lui. Lui, qui fait fi de la vie, il ne pardonne pas aux autres d'y tenir. Il se met en colère contre les amoureux qui chantent leur bonheur, et, à un pauvre paysan qui redoute de s'asphyxier dans le brouillard sur le fiord gelé, il dit durement : « Retourne chez toi. Ta vie est le chemin de la mort. Tu ignores Dieu et Dieu t'ignore. »

Et, très convaincu de l'importance de son intervention dans le monde, il s'adresse des monologues dans ce genre : « J'aperçois ma vocation qui m'appelle. Elle brille comme un rayon de jour entre les volets disjoints. Je connais ma tâche : je terrasserai ces trois monstres, et le monde se relèvera de ses maux. Eux ensevelis, la pestilence s'en ira, et la race pourra respirer. Debout ! arme-toi, mon âme ! Tire ton glaive et marche au combat pour délivrer tous les vassaux du ciel ! »

Quand Agnès fascinée par l'emphase de Brand propose à celui-ci de le suivre, il lui répond : « Sache que mes exigences sont dures ; je demande tout ou rien. Une défaillance, et tu auras jeté ta vie à la mer. Pas de concession à attendre dans les instants difficiles, pas d'indulgence pour le mal ! Et si la vie ne suffisait pas, il faudrait librement accepter la mort. »

Certes, il ne néglige aucune occasion de montrer que ses exigences sont dures ! L'idée fixe qu'il appelle sa vocation le pousse impitoyablement dans le chemin des exagérations. Il est persuadé qu'il fera triompher sa cause, et les paroles les plus sensées du bailli ne lui donnent pas le moindre doute sur sa mission. Il doit lutter, en chevalier du seigneur pour le triomphe de l'âme dans la défaite de la chair. Dieu lui a donné l'acier de sa langue et l'a embrasé du feu de son courroux : et le voici, dans la puissance de sa volonté, prêt à fondre, à broyer les rochers.

Dans les moindres circonstances, pour le plus petit prétexte, toujours Brand se gonfle et grandit, aperçoit la volonté de Dieu, et ramène tout à ses conceptions délirantes. Si quelqu'un a l'air d'oublier qui il est, il ne tarde pas à le lui rappeler. La petite église qui réunissait les fidèles aux jours de fête ne lui suffit plus. « C'était un temple d'idoles que la tempête devait abattre. » Aussi en fait-il construire une autre beaucoup plus grande. Et, quand « le nouvel édifice se dresse, superbe, dans son majestueux achèvement », Brand y étouffe, la voûte lui semble à peine élevée tant il se sent immense, lui-même. Alors, ne se contenant plus, il injurie tous les braves gens réunis pour l'inauguration, insulte le doyen, venu pour présider la cérémonie, et le bailli qui se multiplie auprès de ses administrés, et finalement clôt la fête, en fermant l'église dont il jette la clé dans le torrent.

Puis, surexcité par les circonstances, il entraîne la foule : il l'aveugle par sa loquacité empreinte de la sincérité de ses convictions et appuyée sur des comparaisons bibliques incompréhensibles pour ses auditeurs. « Aujourd'hui le Seigneur a parlé. La trompette du jugement vient de retentir au-dessus de ce temple. J'écoutai, frissonnant d'anxiété, écrasé comme David devant Nathan, frappé d'épouvante, balayé par un vent de terreur. Désormais plus de doute ! Peuple ! l'esprit de compromis, voilà Satan !... Hommes et prêtres à la fois nous imprimerons le sceau du Seigneur partout où il est effacé, et du royaume entier nous ferons un grand temple, etc., etc.

Il y a là une scène vraiment supérieure. Les mouvements de la foule sont remarquablement devinés et rappellent les pages si belles de vérité que nous ont données Zola dans « Germinal » et « Travail » et d'Annunzio dans « Le triomphe de la mort ». Ibsen nous fait assister aux oscillations de l'âme de cet organisme puissant qu'est une foule. Psychisme collectif sujet à la folie comme chacun des cerveaux qui la constituent ! Brand communique à ce monstre qu'il fascine comme il a fasciné Agnès toutes ses conceptions délirantes, jusqu'au moment où la fatigue musculaire amène les défections successives d'où résulte la désagrégation de la foule. Ces gens, paisibles quand ils sont seuls, se laissent alors convaincre par les sages paroles de leur bailli et du doyen. Mais il se produit la réaction inévitable, et, furieux de s'être laissés leurrer, au lieu de s'en prendre à leur propre sottise, ils s'adressent à Brand qu'ils accablent d'injures et de cailloux — ce qui le laisse d'ailleurs parfaitement indifférent.

Nous tenons à insister sur l'exactitude de cette observation de psychologie collective qui est une des plus belles pages du drame, et nous ne pouvons mieux faire que de citer ici un passage caractéristique d'une étude récente de Nina Rodrigues sur la folie des foules (1).

---

(1) Nina Rodrigues, prof. de méd. lég. à la Fac. de Bahia. La folie des foules. *Ann. méd. psych.*, sept.-oct. 1901.

« Dans les violences des foules où la contagion est soudaine, aiguë, ce que les chefs transmettent à la multitude est encore la folie, quoique humanitaire. Lorsque, entraînée par la suggestion du chef, une foule en arrive à commettre les actions les plus violentes et les plus condamnables, elle reproduit seulement la passion morbide, le délire dont était possédé le meneur, de même que l'hynoptiseur communique à son sujet les sentiments qui l'animent. Ce que le chef aura communiqué à la foule, ce sera l'émotion, la passion qui le dominait lui-même, et cette transmission, comme l'a si brillamment démontré Sighele, s'opère au sein de la foule par le geste, par la parole, par l'attitude de l'audacieux meneur ; ces gestes, ces attitudes sont inconsciemment imités par les menés et éveillent dans leur âme des sentiments correspondants. Mais, ce qui entraîne une multitude à toutes sortes d'exagérations et souvent des violences criminelles, ce n'est pas encore cette passion communiquée mais bien la transformation qu'elle a subie dans le milieu incandescent où s'agitait la foule, dont la colère s'est changée en un véritable état délirant. Le contrôle cérébral et conscient a été supprimé et alors se produisent des manifestations morbides qui correspondent aux types pathologiques manie et épilepsie où la colère normale peut également conduire. Et c'est là pourquoi le meneur, arrivé au comble du délire, perd ce pouvoir discrétionnaire que l'hypnotiseur conserve sur son sujet et n'exerce plus que le rôle de simple directeur de la foule, rôle qui peut lui être dérobé, ravi par une circonstance fortuite, par l'événement le plus simple et le plus insignifiant, pourvu qu'au moment voulu, il soit ou semble être d'accord avec les tendances de la multitude. »

Arrivé sur le haut du plateau, Brand s'aperçoit que personne ne l'a suivi et sous l'influence de la fatigue excessive les hallucinations apparaissent terrifiantes, mais réfléchissant les préoccupations du prophète. Ce sont d'abord des hallucinations visuelles ; il voit de noirs fantômes fendre l'air, pareils à une charge infernale ; les hommes et les femmes se lamentent (l'écho du bruit de la foule houleuse vibre encore dans son centre auditif), une noire fumée s'abat sur les prairies de son pays — puis « on entend le chant sourd des gouttes d'eau suintant dans le labyrinthe d'une mine au fond de laquelle, l'âme et le dos courbés, une troupe de pygmées laborieux travaillent ». Il écoute un chœur invisible mêlé au souffle de l'ouragan, qui les maudit, lui et son œuvre. Enfin le spectre de sa femme morte des privations endurées par sa faute lui apparaît pour lui dire qu'elle est bien vivante, que leur enfant s'est réveillé de l'éternel sommeil et que la vieille église rit encore au soleil de toutes ses lézardes. Mais subitement l'obsession reparaît et alimente toute la fin de l'hallucination. Il entend qu'il doit recommencer la lutte. « Tout ou rien. » Il n'avait que rêvé son idéal, c'est maintenant qu'il faut agir, il faut « rendre vrai ce qui n'était qu'apparence ». Et si Gerd, la folle n'arrivait pour faire crouler sur eux l'avalanche, en tirant un coup de fusil, le pauvre halluciné repartirait en guerre sans la moindre hésitation.

Il est à remarquer que Brand n'a d'hallucination que tout à la fin, et encore sont-elles déterminées par les fatigues multiples qu'il vient de subir. C'est là un point très important de diagnostic différentiel. Sans doute de nombreux auteurs tels que Tamburini, Ballet, Seglas ont cité plusieurs exemples d'hallucination chez les obsédés, ces hallucinations n'en restent pas moins une exception chez le mégalomane héréditaire tandis qu'elles sont la règle dans tout le cours du délire chronique à évolution systématique.

Si la sphère intellectuelle de Brand est profondément troublée, son irritation ne va pas sans l'inhibition de sa sphère affective, et sans une atrophie complète de l'instinct de conservation de l'individu. « Les obsessions intellectuelles pures, dit Dallemagne, marquent en même temps qu'un déséquilibre cortical une asthénie des autres fonctions primordiales. »

Pour Brand la vie n'a aucune importance et à différentes reprises il nous montre que tout réflexe de défense vitale a disparu sous l'empire de ses idées délirantes. Ainsi il s'aventure au milieu d'un brouillard intense, sur la glace peu solide qui recouvre les marais avoisinant le fiord, alors que, d'un avis unanime, les pêcheurs considèrent que c'est courir au-devant d'une mort certaine.

Quant à son affectivité, elle est purement apparente :

« Ce que le monde appelle amour, dit-il, je l'ignore et ne veux pas le connaître, je ne connais que ce divin amour qui ne mollit point et ne s'attendrit pas. Il est dur celui-là, même pendant les affres de la mort. »

Sa philanthropie est très particulière. Ainsi, quand on lui demande un secours pour de malheureux paysans inondés et mourant de faim, il répond en bon inconscient :

« Dix mille poissons partagés au nom d'une idole ne sauveraient pas une seule âme en détresse », et il console les pauvres gens en leur annonçant que Dieu leur a retiré leurs biens parce qu'il les a effacés de son grand livre.

Quand sa mère est agonisante, qu'elle lui envoie courrier sur courrier pour le supplier de venir, il reste inflexible sous prétexte qu'elle ne fait pas assez complètement le sacrifice de son or. Et lorsqu'on lui annonce que tout est fini, qu'il n'a plus de mère, il se contente de constater qu'elle est morte sans contrition ; il y voit le doigt de Dieu qui actuellement le charge de faire fructifier le trésor dont il hérite.

Avec sa femme il est d'une cruauté qui donne bien la note de son déséquilibre mental.

Si elle lui demande une parole douce, il lui répond : « Celui qui est sans péché vivra » : et après qu'il a sacrifié son enfant à son idée fixe, il ne permet même pas à la mère désolée de pleurer silencieusement le petit disparu.

Nous assistons à une scène d'une émotion intense, celle qui nous montre cette pauvre Agnès forcée par Brand de donner toutes les reliques, jusqu'au dernier petit bonnet de son enfant ; et après ce sacrifice épouvantable pour l'amour maternel se raccrochant à tout ce qui reste du passé, il exige qu'elle lui dise qu'elle est heureuse d'avoir fait ce sacrifice surhumain.

Tel est Brand dans toute la brutalité de son intransigeance de prophète illuminé. Despote inconscient, n'admettant pas la contradiction et se consolant facilement d'un échec en se repliant dans l'auto-admiration, sur la supériorité de sa vocation. « Ces fous raisonnants, a dit J. Voisin, ignorent leur exaltation et manifestent la plus grande indignation quand on émet le moindre doute sur l'intégrité de leur intelligence. Cependant on doit reconnaître que, malgré la vivacité de leur répartie, malgré leur audace, la finesse de leur ruse, ils n'ont pas l'intégralité de leur intelligence, car ils ne comprennent pas la gravité de leurs méfaits et ne savent pas agir selon leurs intérêts dans une question donnée. Ils se laissent mettre en prison ou perdent leur procès sans avoir conscience des fautes qu'ils ont commises. Leur satisfaction vaniteuse leur suffit pour leur gloire (1). »

Ibsen écrivit Brand en 1866 : il était en Italie. Or l'Italie est très fertile en aliénés du genre de Brand. Prophètes errant dans la campagne, rénovateurs de religion, entraînant parfois des foules nombreuses à leur suite.

Un des plus connus est le Messie des chapelles que d'Annunzio met en scène, avec un art merveilleux, dans son « Triomphe de la mort ». Ce Messie des chapelles promenait son délire il y a une trentaine d'années.

Vers la même époque un autre prophète Davide Lazzaretti révolutionnait également tout un coin de l'Italie et avait même fondé une communauté religieuse à Arcidesso. Il voulut se faire proclamer saint, mais il fut tué d'un coup de feu par un agent de la sûreté ignorant des procédés à employer à l'égard des aliénés.

---

(1) J. Voisin. Psychoses de la puberté. *Congrès de psychiatrie de 1900.*

L'un ou l'autre a fort bien pu servir de type à Ibsen pour créer son Brand (1).

Il n'est pas unique d'ailleurs dans le théâtre ibsénien et Grégoire Werlé du « Canard sauvage » se rapproche énormément de Brand, il est beaucoup moins exalté toutefois. Il n'est pas le prophète qui saura soulever des foules; il n'en est pas moins dangereux comme nous le verrons en étudiant son état mental.

On pourrait aussi rapprocher la figure de Brand de celle d'Elie Sang que nous rencontrons dans « Au-dessus des forces humaines » de Bjornson, Comme Brand c'est un dégénéré fils d'un pasteur mystique et d'un hystérique. C'est un inquiet, un anxieux, qui va jusqu'au crime pour obéir à l'idéal tracé par son imagination morbide.

Ce type d'exalté est de plus en plus fréquent à notre époque de surmenage et d'intoxication. C'est lui que reproduit presque toujours l'anarchiste homicide, le prosélyte de l' « Armée du salut » ou la miss yankee qui fait de la propagande le revolver au poing.

Tous ces impulsifs sont extrêmement dangereux pour les idées parfois sublimes qu'ils préconisent, les compromettant aux yeux des masses ignorantes et routinières, par leurs exagérations.

Dans le drame de Brand si intéressant, la figure d'Agnès doit nous retenir un instant. Agnès est une

---

(1) *Le Temps* du 24 mai 1901 raconte qu'un nouveau prophète a surgi en Italie annonçant une ère de félicité pour les humains. Celui-ci, nommé Zagariello, opère dans la province de Bari, où il a un succès dépassant tous les précédents.

débile. Dépourvue de toute personnalité, elle vit de la vie du maître qui a su la fasciner. Au début nous la voyons en extase, chantant doucement et riant parce qu'elle est entre les mains d'un peintre qui lui a appris la vie de cette façon. L'ascendant d'Eynar durera jusqu'à ce qu'il soit supplanté par Brand. Ce dernier, par son allure étrange, sa brusquerie qui fait un contraste saisissant avec Eynar, frappe profondément le cerveau en équilibre instable de la pauvre Agnès et la substitution a lieu presque immédiatement. Quand Brand a disparu, la pensée d'Agnès le suit. Dès lors la femme appartient au prophète, et la première occasion sera bonne pour la jeter à ses pieds. Et c'est ce qui se produit quand Brand s'embarque au milieu de la tempête en demandant qui veut le suivre. Agnès se précipite avec lui. A partir de ce moment, elle ne le quittera plus. Elle sera l'esclave qui mourra des brutalités de son maître plutôt que de le quitter. Son amour maternel lui-même s'anéantit sur un simple regard de Brand. Un geste de lui suffit pour qu'elle obéisse sans la moindre hésitation. Quand il n'est pas là, elle est impatiente, anxieuse :

« Pas encore rentré ! Pas encore ! oh ! qu'il est dur d'attendre quand le cœur appelle, appelle, et ne reçoit pas de réponse ! La neige tombe en flocons épais. Une nappe blanche couvre le toit de la vieille église. (Elle écoute) Chut ! j'entends grincer la porte de la grille... Des pas... des pas fermes et virils... (Elle se précipite vers la porte qu'elle ouvre) Est-ce toi ? viens ! oh ! viens ! »

Cependant la mort de son enfant a produit en elle un ébranlement considérable. C'est seulement alors qu'elle-même s'aperçoit qu'elle a aimé son petit Alf, et elle se permet, bien timidement, de demander à Brand de ne pas traiter si durement son chagrin. Pour la première fois dans ce cerveau puéril il y a une ébauche de lutte et cette lutte a un tel retentissement sur l'état de santé général de la pauvre femme qu'elle en meurt.

Agnès offre une certaine analogie psychique avec deux autres héroïnes du théâtre ibsénien. Hilde Wangel, hystérique fascinée par Solness et venant le retrouver dans un accès d'automatisme ambulatoire et surtout Ellida, la dame de la mer, qui reste sous la domination morale d'un individu ayant fait sur elle une impression profonde. Toutes deux, cependant, diffèrent d'Agnès qui est une simple débile tandis que Hilde et Ellida sont des hystériques. Chez Agnès, l'imitation, si développée chez les enfants, les primitifs et les singes, joue un grand rôle dans son intelligence de débile. Son cerveau s'adapte à celui de Brand en une sorte de mimétisme mental.

Derrière les deux caractères de Brand et d'Agnès se détachent, en second plan, un dégénéré très vrai dans le peu de place qu'il occupe — Eynard le peintre, d'abord plein d'un enthousiasme excessif pour la vie exubérante, tombant ensuite dans le mysticisme le plus exagéré — et une apparition falote d'aliénée errante dans la montagne : Gerd la folle qui dans ses interprétations délirantes prend une grotte de glace pour une église immense où elle va se mettre en sûreté contre les vautours qu'elle croit voir la menaçant de leurs serres. C'est elle qui, dans son inconscience, déchaîne l'avalanche sous laquelle elle est ensevelie avec Brand.

I. — MAISON DE POUPÉE (1)

Le personnage principal de Maison de Poupée est Nora, la femme d'un avocat. Si la classification des troubles intellectuels dans l'hystérie donnée par Legrand du Saulle subsistait encore, on pourrait dire que Nora rentre dans sa deuxième catégorie caractérisée par une équilibration vicieuse et une perturbation profonde du caractère.

C'est la femme qui agit sans penser aux conséquences de ses actes. Elle ne réfléchit pas qu'elle peut compromettre sa réputation à elle et la situation de son mari, une fois qu'elle a décidé quelque chose.

Son mari est tuberculeux, il ne pourra se guérir que par un séjour en Italie. Au lieu de se procurer l'argent nécessaire par des moyens simples tels qu'un emprunt à son père ou au Dr Rank, un vieil ami de la maison, Nora s'adresse à un homme d'affaires, ancien avocat chassé du barreau, escroc et capable des pires chantages. Pour se libérer de son emprunt, elle se livre, en cachette de son mari, à des travaux aussi puérils que peu rémunérateurs, simule des goûts de dépense qui lui permettent de faire des économies pour dédommager son créancier. Elle arrive ainsi à

(1) Traduct. franç. Prozor. Perrin, édit., 1901.

faire dépenser à son mari beaucoup plus d'argent que n'en aurait coûté sa cure en Italie comprise raisonnablement. En somme, comme le dit fort justement Legrand du Saulle : « Son exagération sentimentale peut lui faire prendre d'admirables initiatives ou la conduire aux plus fâcheuses défaillances. Ses actes ne sont point pondérés (1). »

Nora s'impose des sacrifices par amour pour son mari. Mais ces sacrifices qu'elle eût pu éviter et qui lui pèsent la font mentir constamment. Elle ment avec une facilité toute pathologique. Elle en arrive à nier devant son mari son innocente gourmandise pour les pralines ou les confitures.

En déséquilibrée hystérique, elle tient beaucoup à ce qu'on s'occupe d'elle et quand elle retrouve une amie très malheureuse dont l'histoire devrait l'intéresser, c'est d'elle-même qu'elle parle. Elle insiste sur son imprudent emprunt qu'elle considère comme un acte de grand héroïsme. Elle regrette de ne pouvoir être très élégante et apprécie avec une joie immodérée la facilité de luxe que va lui permettre la nouvelle situation de son mari.

Elle se fait coquette avec le Dr Rank qui l'aime. Son grand plaisir est de s'offrir pour se reprendre immédiatement. Elle est heureuse de voir son ami souffrir.

Elle a une véritable crise d'agitation maniaque, d'ailleurs très courte, quand son mari est sur le point d'apprendre l'emprunt fait autrefois par une lettre du créancier. Mais tout s'arrange, l'avocat apprend ce que sa femme a osé pour lui. Dans sa conception étroite de l'honneur, il a

(1) Legrand du Saulle, Les Hystériques, p. 6.

le reproche trop vif et quand il se sait sauvé sa joie est vraiment trop égoïste. Ce serait alors que Nora pourrait facilement faire la part des choses et tout concilier si elle n'était une déséquilibrée. Au contraire, elle parle de sa dignité offensée. Son mari l'a méconnue. Il ne lui reste plus qu'à partir. Toute affectivité est brusquement supprimée par une intense hypertrophie de son moi. Les derniers sentiments affectifs, ceux qui sombrent après tous les autres chez une mère, l'amour maternel, n'existent plus chez Nora. Elle part sans le moindre regret, malgré le chagrin très sincère de son mari et sans songer à ce que peuvent devenir ses trois enfants.

Cette subite perversion morale, après diverses émotions successives, n'est pas pour nous étonner car nous avons appris dans le courant de la pièce que Nora était la fille d'un amoral, manieur d'argent malhonnête et masquant son indigence de principes avec de grands mots dont « il avait toute une provision ».

En résumé le caractère de Nora correspond bien à ce queSchüle dit des hystériques : « Chez certains sujets qui avaient une disposition névropathique héréditaire on note aussi un sentiment exagéré de la personnalité, qui les rend plus sensibles aux froissements de la vie en même temps qu'il leur donne une opinion excessive de leur valeur. « Les choses sont ce que l'homme les fait » ce vieux proverbe trouve une application fâcheuse dans les appréciations si variables des hystériques (1). »

---

(1) Schüle, Traité clin. des maladies mentales. Traduct. fr. Dagonet Duhamel, p. 222.

III. — LES REVENANTS (1)

« Les principaux actes de l'expression, dit Darwin, chez l'homme et les animaux, sont innés ou héréditaires, c'est-à-dire qu'ils ne sont pas un produit de l'éducation de l'individu : c'est là une vérité universellement reconnue (2). »

Les tares ancestrales qui reparaissent presque fatalement chez les descendants, Ibsen les appelle « Les Revenants ». Le fils d'un alcoolique débauché est lui-même un alcoolique et un génital, et sa fille une amorale. Et le père, qui n'a été qu'un intoxiqué sans atteindre la folie confirmée, donne naissance à un intoxiqué qui devient rapidement aliéné.

Magnus Huss, Gall, Giron de Buzareingues et surtout Morel, déjà frappés de l'hérédité des alcooliques nous en ont laissé des exemples particulièrement remarquables. Aujourd'hui, cette constatation est devenue tellement banale que nous pourrions seulement nous étonner des exceptions, s'il y en avait.

« Parmi les nombreux drames d'Ibsen, remarque

---

(1) Trad. franç. Prozor. Perrin, édit., 1901. Darrens, Stock édit., 1890.

(2) Darwin. De l'origine des émotions. Trad. franç., p. 381.

Enrico Ferri (1), « Les Revenants » est celui où se dessinent le mieux les données de la pathologie telles qu'elles ont été révélées par la science moderne. Toutefois, là aussi, le crime présente des contours estompés et la catastrophe ne précise pas l'opinion de l'auteur sur ce droit de mourir et de se faire tuer, dont je parlais tantôt à propos de « Bon crime ». Et nous ne savons pas si la mère donnera le poison libérateur à son fils que l'hérédité paternelle condamne inexorablement à la paralysie progressive. — « Les Revenants » nous offrent une démonstration de la base organique du crime et de la folie. Sans doute, au point de vue de la nosologie, le diagnostic de la maladie d'Oswald n'est pas parfaitement exact; mais l'art n'a pas la même fonction que la science. S'il puise dans les théories savantes des données fondamentales et caractéristiques sur la réalité, il lui est permis, pour imposer ces données à la conscience collective, de charger les teintes du vrai. Or le drame d'Ibsen impose des vérités scientifiques. De même que « l'Assommoir » de M. Zola a popularisé la notion des ravages causés par l'alcoolisme, « les Revenants » ont répandu l'idée de la transmission héréditaire de la dégénérescence, en exagérant même l'uniformité de cette loi, moins fatalement irrévocable dans la réalité. Car, comme disait Galton, un être humain n'est pas seulement la résultante biologique de deux individus connus ; il y a aussi dans son organisme un x inconnu, puisqu'il est le dernier terme d'une série infinie d'ascendants. Aussi la transmission de père en fils n'est-

(1) Enrico Ferri. Les criminels dans l'art et la littérature, p. 148-152.

elle pas mathématiquement régulière. Elle procède par bonds et, grâce à l'influence de l'atavisme, elle est soumise à des modifications dans les deux sens de l'amélioration ou de la dégénérescence ».

Nous venons de voir M. Ferri émettre le diagnostic possible de paralysie générale au début pour Oswald, le personnage principal des Revenants, victime de son hérédité paternelle. Cette opinion peut se soutenir.

Oswald est un jeune peintre qui avait donné des promesses de talent. Malheureusement il est fils d'alcoolique. Sa mère, Mme Alving, raconte au pasteur Manders les orgies secrètes de son mari, passant ses soirées et ses nuits à boire jusqu'à être ivre-mort, et, dans les éclaircies, courtisant les filles de chambre employées chez lui.

Oswald ignore totalement ses tares héréditaires, et tranquillement il a obéi aux tendances secrètes qui l'ont poussé vers l'alcool. Il boit en quelque sorte automatiquement.

Quand Régine, une soubrette, lui offre du Porto blanc ou rouge, il répond : « L'un et l'autre. » Après le repas il s'attarde très longuement à table pour se verser, en toute liberté, de nombreux petits verres. Il a encore conscience de sa maladie, car il se cache de sa mère et du pasteur Manders. Il leur laisse croire qu'il va se promener tandis qu'il s'enferme dans la salle à manger.

A la fin du premier acte nous devinons dans la coulisse une scène dans laquelle Oswald cherche à séduire Rosine avec les gestes hérités du père.

« Des revenants, dit Mme Alving en les apercevant, le couple du jardin d'hiver qui revient ! »

L'hérédité allant jusqu'à la similitude des gestes et des attitudes pourrait paraître exagérée. Elle est pourtant possible. M. Ribot en a donné de nombreux exemples dans son « Hérédité psychologique ».

Mme Alving, la mère d'Oswald, redoute l'hérédité pour son fils, car elle y croit.

« Quand j'ai entendu là, dit-elle, Régine et Oswald ç'a été comme si le passé s'était dressé devant moi... Mais je suis près de croire, pasteur, que nous sommes tous des revenants. Ce n'est pas seulement le sang de nos père et mère qui coule en nous, c'est encore une espèce d'idée détruite, une sorte de croyance morte, et tout ce qui s'ensuit. Cela ne vit pas, mais ce n'en est pas moins là, au fond de nous-mêmes, et jamais nous ne parvenons à nous en délivrer. »

Aussi est-elle profondément émue quand son fils lui avoue ses inquiétudes au sujet de sa santé. C'est qu'il a déjà eu des symptômes avant-coureurs de la déchéance cérébrale. Étant à Paris, il fut terrassé par le mal et le médecin qu'il a consulté l'a averti de la gravité du pronostic.

« J'ai eu un accès là-bas, dit-il à sa mère : il a vite passé, mais quand j'ai vu ce que c'était, je suis accouru ici, près de toi, affolé, poursuivi par l'angoisse, aussi vite que j'ai pu... Cela ne finit pas nécessairement par une mort immédiate, a dit le médecin. Il prétend que c'est le cerveau qui mollit... une sorte de mollesse dans le cerveau ou quelque chose d'approchant (avec un pénible sourire), il me semble que l'expression sonne bien. Je ne puis m'empêcher de penser à des draperies de velours de soie, d'un rouge cerise... quelque chose de délicat à conserver... Quand j'eus repris les sens, après mon accès de là-bas, le médecin me dit que, si cela se renouvelait — et cela se renouvellera — il n'y avait plus d'espoir. »

Malgré l'explication un peu profane du cerveau qui mollit et sa comparaison de poésie macabre avec les tentures congestionnées, nous pouvons à la rigueur supposer à bon droit qu'il s'agit de paralysie générale.

Mais ce qui nous fait surtout soutenir la possibilité de ce diagnostic c'est l'impression qui se dégage de la pièce entière. C'est bien la neurasthénie préparalytique.

Oswald s'écrie : « Maman, je suis brisé d'esprit, je suis un homme fini... jamais je ne pourrai plus travailler ! » et plus loin il explique : « J'ai senti d'abord de très violents maux de tête, spécialement à l'occiput, me semblait-il, comme si j'avais eu le crâne dans un étau, de la nuque au sommet. » Et cette sensation de fatigue disparaît facilement à l'occasion d'une excitation quelconque, une conversation, par exemple. Oswald s'anime peu à peu jusqu'à soutenir avec le pasteur Manders un dialogue très raisonnable, puis la fatigue reparaît et subitement disparaît encore dans une impulsion génitale sur la femme de chambre.

Au second acte il cause longuement avec sa mère, lui dit tout son anéantissement, et, dès qu'il entend crier « au feu ! » il y court. Tout cela correspond de point en point à la description de la neurasthénie symptomatique qu'a donnée M. Ballet :

« On est surpris de voir le neurasthénique paralytique, qui tout à l'heure accusait de si violentes souffrances et se plaignait au plus haut point de sa santé, oublier ses douleurs sous l'influence d'un incident, d'une conversation qui l'intéresse, et causer avec enjouement et entrain (1). »

Oswald a passé une partie de la nuit à lutter contre l'incendie. A ce surmenage physique et à l'énorme émotion concomitante s'ajoute un choc moral intense. Oswald apprend qu'il souffre par la faute de son père. Jusque-là il avait voué à la mémoire de ce père un culte profondément respectueux. Il est certain qu'il n'en fallait pas tant pour faire chavirer définitivement dans la démence cette écorce envahie par le processus pathologique.

Enfin, quand Oswald demande soudain : « Mère, donne moi le soleil », nous sommes obligés d'avouer que c'est bien là une idée de paralytique.

M. Antoine au « Théâtre libre » a fait d'Oswald une création qui laisse dans l'esprit des spectateurs une impression profonde.

Aussi bien Ibsen n'a pas voulu décrire l'alcoolique vrai, c'est-à-dire l'intoxiqué primitif (tel que nous le trouvons au théâtre dans « La puissance des ténèbres » de Tolstoï, et surtout dans « Le voiturier Henschel » d'Hauptmann), mais le dégénéré héritant des tares acquises par l'ascendant, et tombant d'un échelon de plus dans la déchéance cérébrale.

Peut-être le dramaturge norvégien s'est-il inspiré du

---

(1) Ballet. Psychoses et affections nerveuses, p. 179.

tableau suivant où Morel donne la marche de la dégénérescence d'origine alcoolique :

1re génération. — Dépravation morale, excès alcooliques.

2e génération — Ivrognerie — paralysie générale — excitation maniaque.

3e génération. — Hypochondrie — tendance au suicide et à l'homicide.

4e génération. — Idiotie — stérilité.

Nous n'avons pas à entrer ici dans une question de criminalité pure, et de grande intensité dramatique qu'Ibsen pose à la fin de sa pièce. A-t-on le droit ou même le devoir de tuer un être cher qu'on sait voué à la mort par une maladie épouvantable et à marche progressive comme la paralysie générale? on pourrait répondre négativement, ne serait-ce qu'à cause de la possibilité d'une erreur de diagnostic.

Cependant M. Coppée a résolu le problème par l'affirmative dans « Le bon crime ». Il est vrai qu'il présente un cas tellement particulier !

M. Enrico Ferri a développé amplement le sujet dans « L'homicide suicide », Turin (4e édition, 1895) et dans « Droit de mourir » (*Revue des revues*, 1er avril 1895).

Avec « Les revenants » Ibsen nous a donné une œuvre assez difficile à analyser étant donnée l'importance qu'y prend la moindre phrase. A la scène, elle gagne encore en puissance et, instinctivement, on se rappelle l'éternelle parole de Spinoza : « Notre illusion du libre arbitre n'est que l'ignorance des motifs qui nous font agir. »

IV. — LE CANARD SAUVAGE (1)

Entre autres critiques formulées contre « Le canard sauvage », on a reproché à Ibsen d'avoir mis à la scène une famille de fous. Comme si les aliénés n'étaient pas au moins aussi intéressants que les gens se targuant d'intégrité cérébrale.

Au premier plan se dessinent deux figures vigoureusement fouillées. Grégoire Werlé et Hialmar Ekdal. Derrière viennent la petite Hedwige et le vieil Ekdal. Autour d'eux s'agitent des personnages moins importants, mais ayant leur intérêt : le père Werlé, le Dr Relling et l'étudiant en théologie Molvig. Nous n'avons pas à nous occuper de Gina, la femme d'Hialmar, qui est une brave femme à mentalité restreinte.

Grégoire Werlé est un dégénéré qui a des troubles profonds des sentiments affectifs auxquels s'ajoutent des idées de grandeur.

Hialmar Ekdal est lui aussi un dégénéré. Mais fortement débile, sa paresse n'a d'égal que son orgueil : ces deux qualités prennent leurs racines dans la morbidité de l'individu.

Le vieil Ekdal, père d'Hialmar, s'agite dans ses rêves

---

(1) Trad. franç. PROZOR. Perrin, édit.

de dément sénile, et s'ils veulent se transformer en cauchemars, instinctivement il les éteint dans l'alcool.

La petite Hedwige dégénérée, enfant précoce à réactions motrices exagérées, va jusqu'au suicide.

Le père Werlé jouit d'une vie pleine de compromis, dans une inconscience d'amoral égoïste, sensuel, grossier et superstitieux.

Le Dr Relling et le candidat Molvig sont des alcooliques chroniques extériorisant parfois des pensées pleines de bon sens.

Par de nombreux côtés Georges Werlé se rapproche de Brand. Tous deux sont des agités, des illuminés sacrifiant tout à l'idée fixe ; à peu près incapables de toute sensation affective. Mais, autant Brand est excité, autant Grégoire se montre froid. D'ailleurs son intransigeance égale celle du pasteur.

Trélat attribue deux caractères primordiaux aux fous lucides : une absence totale d'affectivité et de gratitude, et une intransigeance absolue dans les idées.

Grégoire a une hérédité chargée. Nous venons de dire que son père est un amoral, égoïste et superstitieux. Sa mère était une exaltée mélancolique.

Avec de tels ascendants il lui est impossible d'être autre chose qu'un déséquilibré. Il se croit une mission sociale qu'il accomplira coûte que coûte. Partout où il verra des compromis, des hypocrisies et des mensonges, il luttera pour la vérité sans restriction. Il s'est éloigné de son père pour aller vivre dans une usine perdue dans les bois. Là il n'a voulu accepter que le traitement correspondant à son travail. Seulement il ne s'est pas contenté de se priver, lui. Il a voulu faire partager ses idées aux autres humains.

« Il faisait la tournée chez tous les ouvriers et présentait quelque chose qu'il appelait : réclamation de l'idéal. » D'après ce que raconte le Dr Relling, la « réclamation de l'idéal » ne fut jamais payée par personne au pauvre idéologue. Ses insuccès ne font que l'exciter. Nous retrouvons en lui le portrait du raisonnant que trace M. Ballet à propos de Swedenborg : « Le raisonnant, comme tous les paranoïaques, n'admet pas qu'on puisse penser autrement que lui sur le sujet qui fait l'objet de son délire, mais, à la différence des autres paranoïaques, dont l'absurdité manifeste de l'idée fausse démontre assez le caractère morbide, il se présente au premier aspect moins comme un aliéné que comme un exalté, entêté d'une préoccupation mal fondée en fait, qui toutefois n'est pas à priori insoutenable. Chez lui, à part l'obsession, où ni le raisonnement ni la logique ne sont faussés, il n'est pas incapable d'une certaine activité mentale et peut, en dehors de la sphère de son idée fixe, agir avec correction et juger avec justesse » (1).

Grégoire a entrepris de faire une leçon de morale à son père, à qui il reproche amèrement les procédés qui lui ont permis de s'enrichir au détriment de son ex-co-associé : le vieil Ekdal. Werlé père est incapable d'apprécier ce que lui raconte son fils qui, s'en apercevant, lui lance cette phrase à effet : « Ton existence m'apparaît, quand je la regarde, comme un champ de carnage jonché de cadavres à perte de vue » et, très digne, il s'en va chez son ami Hialmar

(1) Ballet, Swedenborg, p. 205.

pour lui annoncer que ce qu'il appelle son foyer repose sur un mensonge !

Pas un instant il ne pèse les conséquences terribles que peut avoir le fait de révéler à un homme que sa femme a été la maîtresse de son soi-disant bienfaiteur et que son enfant ne lui appartient pas. Il est convaincu qu'il doit éclaircir la situation et que la brutale vérité inondera de bonheur une famille qui n'en a pas besoin. « Il est atteint d'une fièvre de justice aiguë », dit le Dr Relling. Il n'attent pas longtemps pour dire à son ami Hialmar Ekdal qu'il y a en lui quelque chose du canard sauvage :

« Tu es tombé dans une mare empoisonnée, déclame-t-il ; tu as contracté une maladie latente et tu as plongé pour mourir dans l'obscurité, mais je saurai te repêcher. »

Et il l'emmène pour lui dire toute la vérité sur les dessous des bienfaits de Werlé. Il paraît même si manifestement étrange au Dr Relling que celui-ci veut dissuader Hialmar de sortir.

« Mais, que diable, lui dit-il, tu ne vois donc pas que cet imbécile est toqué, timbré, fou ! »

Malgré tout Hialmar est instruit par Grégoire sur le passé de sa femme et se montre très froissé dans son amour-propre de débile vaniteux, d'où résultat tout opposé à celui attendu par Grégoire.

Quand ce dernier rejoint Hialmar et Gina en pleine explication, il est tellement inconscient qu'il arrive la figure épanouie et les mains tendues, et ne comprend pas comment il ne trouve pas une lumière de transfiguration illuminant l'époux et l'épouse après « cette grande liquidation qui devait servir de point de départ à une existence nouvelle, à une vie, à une communauté basée sur la vérité, affranchie de tout mensonge ».

Toute possibilité de bonheur est finie, grâce à son zèle de malade, entre Hialmar et sa femme. En vain le Dr Relling, dans une conversation pleine de bon sens avec Grégoire Werlé, cherche à lui faire comprendre qu'il fait un métier dangereux. Grégoire répond : « Docteur Relling, je ne me rendrai pas avant d'avoir arraché Hialmar de vos griffes. »

Et il remonte si bien son ami qu'il ne peut plus l'arrêter dans sa rage de débile qui exagère tout.

Quand la petite Hedwige s'est tuée, il ne songe pas un instant qu'il est la cause première de ce suicide d'enfant. Il ne trouve qu'une phrase vide à lancer :

« Hedwige n'est pas morte en vain. Avez-vous vu comme la douleur a dégagé ce qu'il y a de grand en lui ! (Hialmar). »

Comme Grégoire Werlé, Hialmar a une très haute opinion de lui-même : mais ses idées de satisfaction prennent naissance dans sa débilité mentale.

Presque tous les critiques littéraires qui ont lu la pièce l'ont comparé au Delobelle de Daudet. Voici comment en parle M. Doumic : « Caractère lâche, mou et flasque, il est, pour tout dire, atteint d'une maladie de la volonté. Il y a désaccord entre ce qu'il imagine et ce qu'il fait. Il est impuissant à traduire en actes ce qu'il a une fois conçu, ce qu'il a voulu l'espace d'un instant. Chez lui le premier mouvement est excellent, tel qu'il doit être, mais il est aussitôt démenti : Son premier mouvement est de quitter la maison où il ne peut vivre sans honte : le second, qui le suit de près, est pour rester dans cette maison où le café fume, où le beurre s'étend si largement sur les tartines. Le premier mouvement est pour déchirer la donation qui déshonore sa fille : le second est pour en recoller les morceaux. Ses résolutions ont autant de violence qu'elles ont peu de durée et peu d'effet (1). »

Ce pauvre Hialmar a une hérédité chargée. Son père le vieil Ekdal expose à différentes reprises ses idées de vieux dément. Il chasse le lapin dans un grenier où de vieux arbres de Noël figurent les vastes forêts d'Heidal, et de vieilles caisses des rochers. Un vieux pistolet d'arçon remplace la carabine. Son grand plaisir est de se parer de son vieux costume de lieutenant, et son rêve serait de pouvoir se promener ainsi dans les rues. De plus Hialmar a deux tantes que le Dr Relling qualifie de toquées et hystériques.

Comme presque tous les débiles il est paresseux incorrigible. Seulement il a trouvé une excuse à sa paresse, il est à la recherche d'une invention. Cette invention lui prend tout son temps et l'empêche de s'occuper de sa photographie. Sans Gina, sa femme, la famille serait dans la misère. Ces malades inventeurs sont des plaies pour leur entourage.

Trélat cite l'observation d'un inventeur qui se rapproche beaucoup de celle d'Hialmar : « Nous connaissons, dit-il, un fort habile ouvrier opticien qui gagnait huit à

(1) Doumic. De Scribe à Ibsen, p. 330.

douze francs chaque jour. Il mettait par son travail l'aisance dans sa famille. Après avoir goûté et fait partager aux siens, pendant plusieurs années, les bienfaits de cette situation, il eut tout à coup la malheureuse idée de faire une invention sublime, et, dès lors, non seulement ne fit plus rien, mais encore consacra tout ce qu'il avait acquis, toutes ses ressources, à sa découverte.

« Si on l'en croit, il réunira dans sa maison l'œuvre entière de la photographie. Son procédé est si simple et si satisfaisant, si supérieur à tous les autres, qu'on ne pourra s'en passer. Il sera impossible à qui que ce soit de faire de la photographie sans lui.

« En attendant, la famille entière est tombée dans la gêne et même dans la misère. Tous les meubles, tous les effets ont été vendus ou mis en gage. Si l'on fait entendre à cet inventeur des choses raisonnables qu'il est si facile d'invoquer contre lui, il écoute d'un air distrait, ne répond, n'objecte rien, mais il cesse ses visites; on ne le voit plus. Les inventeurs sont incurables (1). »

Le champ imaginatif d'Hialmar est trop restreint pour qu'il puisse cristalliser son invention. Il n'en reste pas moins convaincu de l'importance de ce qu'il doit découvrir. On en jugera facilement par la scène suivante :

GRÉGOIRE. — C'est sans doute la femme qui gouverne ici !

HIALMAR. — En général, je lui abandonne les affaires courantes, et pendant ce temps je me réfugie dans le salon pour y songer à des choses plus graves.

---

(1) TRÉLAT. La folie lucide, p. 117.

Grégoire. — A quoi songes-tu, Hialmar ?

Hialmar. — Cela m'étonne que tu ne me l'aie pas déjà demandé. Peut-être aussi n'as-tu pas entendu parler de l'invention.

Grégoire. — Non, de quelle invention ?

Hialmar. — Vraiment ? tu n'en as pas entendu parler ? c'est vrai que dans les contrées désertes d'où tu viens...

Grégoire. — Tu as fait une découverte ?

Hialmar. — Pas encore, mais j'y travaille, tu te figures bien, n'est-ce pas ? que, si je me suis voué à la photographie, ce n'est pas pour faire tout simplement des portraits d'un tas de monde ?

Grégoire. — Non, non, ta femme vient de me le dire.

Hialmar. — Je me suis juré que, du moment où je consacrerais toutes mes forces à ce métier, je saurais l'élever à la dignité d'un art, en même temps que d'une science. C'est alors que je me décidai à faire cette grande découverte.

Grégoire. — En quoi consiste-t-elle cette découverte ?

Hialmar. — Mon cher, il ne faut pas encore me questionner sur les détails. Cela demande du temps, vois-tu. Et puis ne crois pas que ce soit la vanité qui me pousse. Ce n'est pas pour moi que je travaille. Eh ! bien, j'ai un but qui me préoccupe nuit et jour.

Grégoire. — De quel but parles-tu ?

Hialmar. — Tu oublies le vieillard aux cheveux blancs.

Grégoire. — Ton pauvre père ! que pourrais-tu faire pour lui ?

Hialmar. — Je puis réveiller en lui le sentiment de sa dignité, en couvrant de gloire et d'honneur le nom d'Ekdal.

Chaque fois qu'il est question de la découverte, ce sont les mêmes mots vides et les mêmes périodes ampoulées.

Il a des paquets de publications et de livres de science, dont il se sert, d'après lui, pour sa découverte ; mais les feuillets n'en sont pas coupés.

Grégoire Werlé prend rapidement sur Hialmar un ascendant considérable. Hialmar sent une intelligence supérieure à la sienne, quoiqu'il ne veuille pas en convenir. En toute occasion il écoute servilement ce que lui souffle Grégoire, mais veut paraître comme agissant de sa propre initiative. De temps en temps il annonce qu'il fera tout lui-même, qu'il supportera tout l'ouvrage, et ce dès le lendemain : malheureusement le lendemain est jour férié. En tous cas on ne pourra pas l'accuser de ne rien faire.

Horriblement vantard, il ment pour se poser en héros devant son vieux père ou sa petite fille. Quand il soupçonne qu'Hedwige pourrait n'être pas sa fille, il prend devant elle des poses tragiques.

Il ne peut plus rester sous un toit qui a abrité sa honte trop longtemps. C'est du moins ce qu'il affirme ; mais, sous prétexte qu'il est fatigué par ses préparatifs de départ, il ôte son pardessus et accepte à manger des mains de sa femme, tout en lui affirmant qu'il est un martyr.

A la mort de sa fille, il souffre évidemment, il n'oublie pas pour cela de prononcer des phrases théâtrales.

En résumé, désaccord entre les actes et les paroles. Il répond bien à ce que Krafft-Ebing appelle, dans sa Paranoïa expansive la Paranoïa inventoria.

« Les représentants de cette forme, dit-il, sont toujours des personnages tarés, originairement bizarres, souvent intellectuellement inférieurs, ou du moins qui ne sont doués que d'un talent isolé et exclusif. L'illusion qu'on est un illustre personnage, illusion se basant sur une opinion de soi-même très exagérée, ou qui s'est développée directement voilà le fond et l'ensemble de cette maladie (1). »

Avec le personnage de la petite Hedwige, Ibsen nous a donné l'observation très intéressante d'un enfant dont la psychologie est profondément altérée.

Prédisposée par son hérédité paternelle. Peu importe qu'elle soit la fille d'Hialmar ou de Werlé. Ses prédispositions morbides sont exagérées par la puberté. Son affectivité est d'une sensibilité exacerbée. Le moindre mot un peu brusque la bouleverse. D'autre part, nous apprenons que depuis peu elle joue avec le feu du fourneau de cuisine d'une certaine manière qui inquiète beaucoup sa mère. Elle appelle cela jouer à l'incendie. Son imaginatiou est très surexcitée par les livres qu'elle a trouvés dans le grenier. Une gravure représentant la mort avec un sablier l'a particulièrement frappée.

Bref, nous ne pouvons nous étonner de son suicide, surtout après l'énorme choc moral qui a ébranlé si violemment tout son jeune être vibrant.

Tous les auteurs ont rapporté des exemples de suicide chez des enfants, d'ailleurs tarés, pour les motifs les plus futiles. Tel est le cas rapporté par M. Falret racontant que, dans une composition, un écolier n'obtient que la deuxième place et se pend, ou encore celui que cite Brierre de Boismont d'une jeune fille qui se jette à l'eau parce qu'on lui avait défendu d'aller au bal.

« Dans la question d'hérédité, dit M. Paul Moreau de Tours, il faut tenir compte surtout de ce qu'à cet âge

(1) Krafft-Ebing, Psychiatrie, p. 476.

l'instinct l'emporte encore de beaucoup sur l'intellect. Or, toutes les circonstances expliquent comment l'élément douleur se convertit si promptement chez l'enfant en élément mouvement (1). »

---

(1) Paul Moreau, de Tours. Art. Suicide. *Dictionnaire Jaccoud.*

V. — ROSMERSHOLM (1)

Le principal personnage de ce drame est Jean Rosmer. C'est lui surtout qui va faire le sujet de cette analyse. « Jean Rosmer, dit M. Lichtenberger, la plus noble et la plus pure figure de ce théâtre, est un rêveur paralysé par une incurable mélancolie, tourmenté par l'esprit de scrupule « qui ennoblit mais qui tue le bonheur ». Hanté par des revenants qui paralysent son activité, par ces mystérieux « chevaux blancs » qui apparaissent à Romersholm, chaque fois que la mort doit y faire une nouvelle victime (2). »

C'est un dégénéré, issu d'ascendants à conceptions étroites et à préjugés puérils. Sa mélancolie est congénitale. Personne ne l'a jamais vu rire. De tout temps il a douté de lui. Quand, poussé par son père, il s'est fait pasteur, il hésita, se déclarant incompétent. Ce n'est qu'après de sérieuses luttes avec lui-même qu'il a pu s'affranchir de sa foi religieuse et de ses principes conservateurs. Et, après même qu'il s'est bien affermi dans ses nouvelles croyances, il n'ose pas les avouer, ou du moins

---

(1) Trad. franç. PROZOR. Perrin, édit., 1900.

(2) H. LICHTENBERGER. Le Pessimisme d'Ibsen. *Revue de Paris*, 15 août 1901.

il faut qu'il y ait un semblant de préparation. Il ne peut se décider subitement et il s'écrie, terrorisé : « Non, non, attendez, pas encore !... » lorsque Rebecca West veut qu'il avoue son évolution à son beau-frère.

Ce travail cérébral, c'est à cette femme qu'il le doit, car, seul, il n'aurait jamais pu vaincre les préjugés enregistrés durant une longue suite de générations identiques à elles-mêmes.

Son beau-frère, le prêtre Kroll, furieux de le voir abandonner son parti, vient lui apprendre que sa femme ne s'est suicidée qu'à l'instigation de Rebecca West.

Le fait devrait paraître invraisemblable à Rosmer. Il pourrait se contenter de jeter dehors Kroll et ses insinuations. Immédiatement il doute, et doute jusqu'à l'angoisse. Il perd toute confiance en lui ; et lui qui s'apprêtait à revendiquer courageusement sa place dans le combat de l'avenir contre le passé, se retire subitement parce qu'il sent que plus jamais il ne sera capable de goûter la vie active. Puis, sous une nouvelle impulsion de Rebecca, il reprend courage.

« Je veux vivre, Rebecca, je ne me laisserai pas terrasser par d'horribles suppositions. Je ne me laisserai pas imposer une ligne de conduite, ni par les vivants ni... par personne. » — Personne veut dire ici les morts. — Il a constamment une vague inquiétude comme si l'ombre de sa femme noyée persistait dans son ambiance. Il ne peut plus voir la passerelle d'où elle s'est jetée dans le torrent.

Avec toutes ces phobies, ces scrupules, ces hésitations, Rosmer a une âme éminemment vibrante. Toute émotion un peu vive retentit douloureusement dans son système nerveux malade.

« Les dégénérés ne font pas l'histoire, ils la subissent, » a dit Kropotkine (1) et jamais application de cette parole ne fut plus justifiée qu'ici.

Il doute aussi, naturellement, de l'amour de Rebecca pour lui. Cependant elle a tout fait pour se rapprocher : elle a été jusqu'à pousser la femme de Rosmer à disparaître.

« Je ne crois plus en toi, ni en moi, gémit-il ; rends-moi la foi en toi, la foi en ton amour ? Je veux une preuve ! une preuve ! il me la faut ! je ne puis supporter cette situation : ce vide affreux... »

Et il en arrive à penser que le suicide est préférable à cette angoisse qui ne doit plus le quitter. Et quand, poussée par lui, Rebecca lui dit son intention de se noyer, il la suit sans qu'on puisse bien répartir auquel des deux revient l'initiative de la détermination qu'ils ont alternativement l'un et l'autre.

« M. Sighele a étudié l'influence qu'un individu énergique et pervers exerce sur un compagnon de folie ou de vice, psychologiquement plus faible, pour l'entraîner au crime ou à un double suicide (2). »

Au moment où Rosmer demande à Rebecca de se noyer, comme preuve d'amour, il se rapproche beaucoup de la situation du « Georges » de d'Annunzio dans « Triomphe de la Mort », un dégénéré neurasthénique

(1) Kropotkine. L'anarchie, sa philosophie, son idéal, p. 25.

(2) Enrico Ferri. Les criminels dans l'art et la littérature, p. 48.

doutant lui aussi constamment, lorsque, fatigué de douter, ne voulant plus être « condamné à cette suprême tristesse » il préfère se tuer et essaie de persuader Hippolyte de se suicider avec lui.

Quant à Rebecca, c'est également une héréditaire. Son père est mort paralysé et était d'une « humeur intraitable ». Cerveau enthousiaste, capable de grand dévouement, mais ne reculant pas devant un demi-homicide pour parvenir à son but : posséder Rosmer corps et âme. Pour elle on pourrait répéter ce que disait J. Frank décrivant l'amour effréné comme du ressort de la neuro-pathologie : « On ne devient fou d'amour que quand on avait un amour de fou. »

« J'ai senti un désir, dit-elle à Rosmer, un élan sauvage, invincible, vers toi. Je croyais alors que cela s'appelait aimer. Cela me semblait de l'amour, mais ce n'en était pas. Je le répète, c'était un désir sauvage, indomptable. » Et tout en soignant avec sincérité la femme de Rosmer, elle lui suggère en quelque sorte de se tuer pour permettre à son mari d'accomplir sa destinée. Elle-même, d'ailleurs, quand elle s'aperçoit que Rosmer n'était pas l'homme d'action qu'elle espérait, qu'elle voit toute union intime avec lui rendue impossible, envisage immédiatement la possibilité d'une mort violente. On voit donc combien sûrement était préparé le terrain pour ce double suicide.

Dans cette œuvre intensivement vivante, une figure d'alcoolique apparaît à deux reprises : Ulric Brendel. D'abord précepteur, chassé à cause de ses idées subversives, puis voyageant de concert avec une troupe de comédiens, interné ensuite dans une maison de correction, enfin, au moment où nous faisons sa connaissance, arrivant à Rosmersholm pour y faire une conférence sur les douceurs et la supériorité de la vie indépendante. « Mes seules œuvres remarquables, dit-il, ne sont connues ni des hommes, ni des femmes, elles ne le sont que de moi », et il emprunte vingt couronnes à Rosmer pour les frais de sa conférence. Malheureusement dès qu'il a de l'argent, il a soif. Il boit donc jusqu'à extinction de son petit pécule et finit sa harangue au poste de police. En quelques pages, Ibsen nous a tracé un portrait d'alcoolique vagabond remarquablement vrai. On croirait Ulrich Brendel échappé des « Ex-Hommes » de Maxime Gorki et c'est le plus beau témoignage de réalisme qu'on puisse donner au dramaturge scandinave que de le rapprocher, pour ce détail du moins, du littérateur slave.

Peut-être bien, est-ce Ulrich Brendel qui tire la moralité de la pièce quand il dit à Rosmer en parlant d'un journaliste : « Pierre Mortensgaard est le maître de l'avenir. Jamais plus grand que lui ne m'a admis en sa présence. Pierre Mortensgaard a en lui les attributs de la toute-puissance. Il peut tout ce qu'il veut. Et cela parce que Pierre Mortensgaard ne veut jamais plus qu'il ne peut. Pierre Mortensgaard est capable de vivre sans aucun idéal. Et c'est là, vois-tu, c'est là que gît tout le secret de la lutte et de la victoire. C'est là le comble de la sagesse en ce monde. Dixi. »

VI. — LA DAME DE LA MER (1)

Ellida Wangel fut surnommée la Dame de la Mer parce qu'elle naquit au bord de l'Océan, dans la maison du phare dont son père était le gardien. De plus, comme elle a dû suivre son mari dans une petite ville située au fond d'un fjord, elle regrette la mer pour laquelle elle manifeste un amour non dissimulé.

Ellida est hystérique ou du moins son état mental permet de supposer l'existence de cette névrose si commune, d'après Magnus Huss, en Scandinavie. Sa mère était aliénée. Toute petite, Ellida était déjà profondément émue devant le spectacle quotidien de la mer.

Nous la trouvons mariée à un médecin très indulgent pour elle, car il la voit malade. Elle est nerveuse, inquiète. Elle ne peut rien faire simplement. Ainsi, à son mari qu'elle a quitté depuis quelques heures seulement, elle saisit les mains et s'écrie : « Dieu soit loué ! je te retrouve ! » Elle a des inégalités d'humeur qui rendent très difficiles ses relations avec ses belles-filles. Les théories évolutionnistes sont interprétées par elle d'une façon plutôt inattendue pour expliquer les souffrances confuses qu'elle ressent. Quand le Pr Arnholm lui

(1) Traduct. franç. Chennevière et Johansen. Stock, édit., 1899.

dit : « Ainsi, nous avons fait fausse route en devenant des animaux terrestres au lieu de devenir des animaux marins. Malheureusement, il est trop tard pour réparer la faute. — Elle répond : Vous dites-là une lamentable vérité. Et je crois que l'humanité aussi le sent bien. Et voilà pourquoi nous souffrons d'une angoisse profonde. Croyez-moi, c'est là tout le secret de la mélancolie humaine. » Nous savons qu'elle s'inquiète quand son mari n'est pas auprès d'elle et cela parce qu'alors il lui arrive d'oublier sa figure ce qui lui donne la sensation de l'avoir perdu complètement. Quand elle est seule, elle s'adresse des monologues en phrases entre coupées et ses yeux prennent alors une fixité absolue.

« Au point de vue psychologique, dit Schüle en parlant du tempérament hystérique, c'est une émotivité pathologique, avec affaiblissement de la volonté et dérèglement de l'imagination (1). » Nous venons de voir combien émotive est Ellida. Voyons l'affaiblissement de la volonté et le dérèglement de l'imagination. Le gros événement de sa vie psychique fut la connaissance qu'elle fit chez son père d'un marin finnoïs. Cet homme parut mystérieux et puissant à son imagination de toute jeune fille névrosée. « Je n'avais plus de volonté quand il était près de moi, explique-t-elle au Dr Wangel, mais dès qu'il n'était plus là je ne pouvais m'expliquer cette fascination. » Elle en était arrivée au point d'obéir automatiquement à une simple lettre qui lui fixait un rendez-vous. « Il m'écrivait qu'il fallait y aller tout de suite parce qu'il

---

(1) Schüle. Maladies mentales, p. 221.

voulait me parler, je ne pouvais faire autrement, je subissais une destinée. » Et depuis que cet étranger a disparu après l'avoir fiancée à lui devant la mer, Ellida est incapable de se libérer de cette chaine. Elle voudrait, elle ne peut pas, malgré le temps écoulé. « Il n'y a pas moyen de me guérir, gémit-elle, — c'est une fascination! un mal! une griserie si horrible, si violente qu'il me semble que la mer seule en est cause. »

Obligée de supporter cette aliénation de son moi, elle se dédouble en quelque sorte : vivant du souvenir de l'étranger tout en partageant l'existence de son mari.

Elle répond parfaitement à l'observation faite par M. Vogt, de Berlin, au sujet de certaines hystériques lorsqu'il dit : « Nous observons que les hystériques ont, après des émotions, une grande tendance à en rêver : cette tendance est si forte que dans ces rêveries elles peuvent oublier leur entourage et vivre même une double vie (1). »

Sous l'influence d'une grossesse, la névrose reçut un coup de fouet. Ellida eut des hallucinations de la vue qu'elle décrit ainsi : « Tout à coup, l'étranger paraît devant moi ou à côté de moi et je le vois, vivant. Il ne me regarde jamais, seulement il est là. Je vois surtout très distinctement une épingle de cravate avec une grosse perle bleuâtre. Cette perle ressemble à un œil de poisson mort et a l'air de me regarder fixement. »

Nous savons la fréquence des hallucinations chez les hystériques. Souvent aussi c'est un détail comme celui de l'épingle de cravate qui frappe le plus les malades. Ici,

(1) Oscar Vogt. Sur la genèse et la nature de l'hystérie. *Congrès de 1900.*

la cause occasionnelle qui provoque les hallucinations est la grossesse, d'autres fois c'est la menstruation. M. Pierre Janet rapporte un cas que nous tenons à citer parce qu'il se rapproche beaucoup de celui d'Ellida. Il s'agit d'une jeune fille, hystérique, qui au moment des règles a des hallucinations visuelles dans lesquelles elle voit un homme venant à elle avec l'intention d'un rapprochement sexuel. Ces hallucinations ont comme origine le fait suivant. Un jour, cette jeune fille est tombée dans une cave. Elle a vu un homme s'approcher d'elle, vraisemblablement pour la secourir. Elle crut au contraire que cet individu voulait abuser d'elle, et elle en ressentit une grosse frayeur. M. Janet ajoute : « Cette émotivité est plutôt une forme de la suggestibilité, elle dépend du développement rapide que prennent dans ces esprits les systèmes d'images anciennement organisés grâce à la faiblesse de la synthèse mentale (1). »

Chez Ellida, l'émotivité est subitement accrue quand elle apprend par hasard que l'Étranger a connu son mariage avec le Dr Wangel. Elle a le pressentiment qu'il ne tardera pas à venir réclamer ce qu'il considère comme des droits sur elle. En effet, alors qu'Ellida est seule, l'Étranger se présente à elle. Toute la scène est remarquable de vie et de vérité, nous la reproduisons presque tout entière :

ELLIDA. — Qu'est-ce que c'est? qui êtes-vous? pourquoi me parlez-vous? qui cherchez vous?

L'ÉTRANGER. — Je te cherche, toi.

(1) RAYMOND et Pierre JANET. Névroses et Idées fixes, II, p. 78.

Ellida (*effrayée*). — Ah ! (*Elle le regarde et recule en poussant un cri à moitié étouffé*). Les yeux ! les yeux !

L'Étranger. — Enfin tu commences à me reconnaître. Mais, je t'ai reconnue tout de suite, Ellida !

Ellida. — Oh ! ces yeux ! ne me regardez pas ainsi, ou je crie au secours !

L'Étranger. — Chut ! chut ! N'aie pas peur. Je ne te ferai pas de mal.

Ellida (*se couvrant les yeux avec la main*). — Mais ne me regardez pas ainsi, je vous en prie (*le regardant avec anxiété*). Que voulez-vous de moi !

L'Étranger. — Je t'avais promis de venir aussi vite que possible.

Ellida. — Partez, repartez et ne revenez jamais, ne revenez jamais ici. Je vous avais écrit que tout devrait être fini entre nous, tout, tout ! vous le savez bien !

L'Étranger. — J'aurais bien voulu venir plus tôt te chercher. Mais, cela m'a été impossible ; enfin, maintenant, j'ai réussi ! et je suis à toi, Ellida.

Ellida. — Que voulez-vous de moi ? A quoi pensez-vous ? Pourquoi êtes-vous venu ici ?

L'Étranger. — Tu ne comprends donc pas que je suis venu te chercher !

Ellida (*reculant effrayée*). — Me chercher ? Y pensez-vous ?

L'Étranger. — Oui, te chercher.

Ellida. — Mais vous savez bien que je suis mariée !

L'Étranger. — Je le sais.

Ellida. — Vous le savez ! et vous venez ici quand même, pour... me chercher.

L'Étranger. — Oui, je viens.

Ellida (*se prenant la tête à deux mains*). — Oh ! ce regard ! Toujours ce regard troublant, effroyable.

L'Étranger. — Est-ce que, par hasard, tu ne voudrais pas...?

Ellida (*avec horreur*). — Ne me regardez pas ainsi !

L'Étranger. — Je te demande si tu ne veux pas ?

Ellida. — Non, non, non, je ne veux pas, jamais de la vie ! Je dis que je ne veux pas, je ne peux, ni ne veux ! (*Plus bas*) Et je n'ose pas non plus.

L'Étranger (*escalade la haie et entre dans le jardin*). — Alors ! Ellida ! il faut que je te dise une chose avant de partir.

Ellida (*veut s'enfuir, mais reste paralysée d'horreur, appuyée contre un arbre, près de l'étang*). — Ne me touchez pas ! Ne m'approchez pas ! Je vous le répète, ne me touchez pas !

L'Étranger. — Ellida, il ne faut pas avoir peur de moi.

Ellida (*se couvrant les yeux avec les mains*). — Ne me regardez pas ainsi. *Le Dr Wangel entre dans le jardin.*

Wangel. — Tu as dû m'attendre bien longtemps.

Ellida (*s'élance vers lui, s'accroche à son bras et s'écrie*). — Ah ! Wangel, sauve-moi, sauve-moi, si tu peux !

Wangel. — Ellida, qu'y a-t-il, mon Dieu ?

Ellida. — Sauve-moi, Wangel, tu ne le vois donc pas ? Il est là ! là !

Et la lutte continue terrifiante pour Ellida jusqu'au départ de l'Étranger. La présence même de son mari ne suffisait plus à la fin pour la rassurer. Mais l'Étranger a dit qu'il viendrait la chercher le lendemain entre onze heures et minuit, si elle veut l'accompagner volontairement. Cette idée l'obsède, l'angoisse. Elle supplie son mari de ne pas la quitter. Celui-ci, très habilement, essaye de substituer à l'ancienne image de l'Étranger, qui s'était si vigoureusement imprimée dans les centres visuels de sa femme, l'image nouvelle de l'homme vieilli de dix ans et sans épingle de cravate qui vient de lui apparaître. Après un moment d'hésitation, Ellida rejette au second plan l'image visuelle pour ne plus se souvenir que de l'image auditive récente qui devient obsédante à son tour.

« Demain entre onze heures et minuit je viendrai voir si tu veux partir avec moi librement. » Elle sent qu'elle appartient à l'Étranger sans pouvoir analyser cette sensation. C'est horrible, crie-t-elle, et elle définit l'horrible « ce qui effraye et qui attire en même temps ». En vain, le Dr Wangel veut-il lui faire entendre raison. Elle lui réclame sa liberté pour pouvoir choisir sans contrainte si oui ou non elle doit partir.

A l'heure fixée par l'Étranger, Ellida l'attend et pousse un cri rauque en l'apercevant. Et tant qu'elle se croit liée à Wangel, tant qu'il y a lutte, l'Etranger la fascine. De l'instant où Wangel lui dit : « Maintenant, choisis ta route, tu es en pleine, pleine liberté », Ellida reste sidérée. Elle regarde son mari qui vient subitement à ses yeux de se montrer supérieur à l'Étranger. Le charme est rompu, elle ne voit plus que Wangel. Le docteur est lui-même tellement surpris de ce brusque changement qu'il ne peut s'empêcher de lui dire : « Ellida, ton âme est comme la mer. Elle a des flux et des reflux », définissant ainsi de façon très poétique l'instabilité excessive de l'état mental des hystériques.

VII. — HEDDA GABLER (1)

« Une comédie qui serre la vie de très près, qui donne dans sa première partie une grande impression de réalité intime, qui tourne brusquement au drame sombre, telle est cette pièce, l'une des plus accessibles au public français, si elle n'est pas l'une des plus caractéristiques de l'œuvre d'Ibsen (2) ».

Hedda Gabler est un type classique de dégénérée avec idiotie morale. On la dirait sortie du Treatise on insanity de Prichard.

Dans son traité de la folie lucide, Trélat (3) a donné une observation de folle morale rappelant par de nombreuses analogies celle d'Hedda Gabler. M. Jules Lemaître la compare très justement à Mad. Bovary.

Dès son entrée en scène, Hedda se montre agacée de tout, n'a que des mots blessants pour son mari et pour la tante de celui-ci. Son ironie glaciale nous renseigne immédiatement sur sa générosité possible et le peu d'altruisme de ses sentiments. Elle est heureuse de faire souffrir autour d'elle. Elle trouve le mot cinglant dans les moindres

(1) Trad. franç. PROZOR. Perrin, édit., 1900.
(2) DOUMIC. De Scribe à Ibsen, p. 341.
(3) TRÉLAT. La folie lucide, p. 212.

occasions. Ainsi elle blesse profondément l'excellente tante Julie qui s'est mise en frais d'un chapeau neuf et convenable, en simulant une indignation contre la bonne : « Regarde, dit Hedda à son mari, elle laisse traîner son vieux chapeau sur une chaise de salon. »

Sa grossesse l'exaspère et elle défend qu'on y fasse la moindre allusion : « Je suis telle que j'étais en partant, affirme-t-elle. » Schüle a bien insisté sur ce dégoût des malades pour la maternité dans la très substantielle description qu'il a faite de la folie morale :

« Pour les femmes surtout, le mariage favorise l'exagération des troubles moraux, sous la forme d'une irritabilité extrême. Légères, vaniteuses, avides de plaisirs, elles deviennent définitivement pathologiques : parfois elles cherchent à s'enfuir dès leur voyage de noces, pour des motifs futiles ; elles manifestent ouvertement à leur mari le dégoût le plus profond pour la maternité ; si cependant elles deviennent enceintes, au lieu d'amour maternel elles manifestent la plus violente colère, accablent de reproches et de malédictions leurs maris, et maudissent même l'enfant qu'elles portent (1). »

Convaincue de son incontestable supériorité, toute occasion lui est bonne pour exprimer son mépris de tout ce qui n'est pas elle. D'ailleurs « elle se trompe tout à fait sur ce qui est « distingué » et sur ce qui ne l'est pas. Elle méprise les tantes de Tesman : leurs manies de vieilles demoiselles et la simplicité de leurs manières l'empêchent de voir la rare valeur morale de ces deux bonnes créa-

---

(1) Schüle. Psychiatrie, p. 471.

tures. Elle croit, la malheureuse! qu'il n'y a pas de vie distinguée sans chevaux, sans piano, sans luxe. Elle croit qu'il est distingué d'avoir un salon. Elle croit qu'il n'est pas distingué d'avoir des enfants. Bref, elle a sur ce qui fait l'élégance de la vie des idées pitoyables (1). »

Hedda cache à peine sa joie quand elle croit découvrir à propos d'une ancienne amie, Mme Elvsted, qui la met franchement au courant de sa vie, des faits douteux. Elle serait si heureuse de voir cette amie compromise. Hedda feint de s'intéresser à l'ami de Mme Elvsted, ami qui a été presque son amant à elle-même avant son mariage. Elle se faisait raconter par lui tous les détails scabreux de la vie de débauche qu'il menait alors. Aussi sera-t-elle très heureuse de le retrouver, elle qui s'ennuie à mourir auprès de son mari, et c'est son mari qu'elle charge d'écrire à son ancien « flirt » de jeune fille. Très rapidement Hedda fait le projet d'enlever à Mme Elvsted son ami Eylert Loevborg. Ce dernier, sous l'influence moralisatrice de Mme Elvsted, a pu se soustraire à ses habitudes de paresse et d'ivrognerie. Il n'en faut pas tant pour rendre Hedda malheureuse de cette transformation. Quand elle retrouve Loevborg ayant acquis une grande notoriété pour des travaux de sociologie, elle ne cesse de se moquer de lui jusqu'à ce que le malheureux, affolé par cette femme, ait avalé plusieurs verres de punch qui réveillent ses impulsions dipsomaniaques à peine endormies.

Toute la scène entre elle, Loevborg et Mme Elvsted est

(1) Jules Lemaitre, Impressions de théâtre, 6e série, p. 53.

remarquable comme mise au point de trois caractères aussi vrais que différents l'un de l'autre.

Du même coup elle brise l'âme de Mme Elvsted et tue moralement Loevborg. Certaine de son influence sur lui, Hedda n'aura plus de repos avant d'avoir acculé au suicide celui qu'elle aime si morbidement. Elle l'engage à aller dîner chez l'assesseur Brack où elle sait qu'on boira outre mesure et où les exploits s'estampillent toujours d'une marque de grossièreté basse et canaille. Mme Elvsted qui voit le danger supplie Loevborg de ne pas accepter l'invitation ; elle est réduite au silence par l'ironie d'Hedda qui, en plus, se donne le plaisir de la pincer cruellement alors que sa victime ne peut se plaindre. A la fin de l'acte la cruauté perce tellement dans toute l'attitude d'Hedda que Mme Elvsted a peur et veut la fuir immédiatement, surtout quand Hedda, en lui jetant les bras autour du cou avec emportements, lui dit : « Je crois tout de même que je te brûlerai les cheveux. » Cette parole cruelle accompagnant un geste affectueux est typique et empêche toute hésitation pour le diagnostic, qui ne fait, d'ailleurs, que se confirmer de plus en plus dans la suite.

Un fait bien caractéristique aussi c'est le sommeil tranquille de Hedda. Dans une atrophie complète de sens moral, alors qu'elle vient de commettre une action abominable, sa conscience ne lui reproche rien. Le remords lui est absolument inconnu comme il l'est au criminel né ou à l'aliéné criminel. Tandis que son amie Mme Elvsted a passé une nuit d'attente anxieuse, Hedda a dormi jusqu'à ce qu'on la réveillât. Son mari qui est allé avec Loevborg chez l'assesseur Brak, ne l'inquiète guère et quand il rentre au petit jour, qu'il lui demande si elle ne s'est pas tourmentée de son absence, elle lui répond : « Moi? ah! par exemple! je te demande si tu t'es amusé. » Puis elle lui demande comment Loevborg a terminé sa soirée. Loevborg s'est grisé et a perdu le manuscrit de son grand ouvrage. Tesman, qui marchait derrière lui, l'a trouvé et le rapporte chez lui. Sa femme s'en empare et lui défend de le rendre. Elle veut savoir si un tel ouvrage est impossible à refaire, et, sur l'affirmation qu'on ne peut pas l'écrire deux fois, elle prend un air très indifférent, mais se garde bien de laisser reprendre le manuscrit, qu'elle cache derrière ses livres. Elle feint de croire Loevborg qui s'accuse d'avoir détruit lui-même son manuscrit pour ne pas avouer à Mme Elvsted ses aventures nocturnes. Puis, quand celle-ci est partie, que Loevborg lui confie qu'il l'a perdu, elle dit simplement : « Ce n'était là qu'un livre, après tout. » Elle voit un homme arrivé par sa faute au paroxysme du déséquilibre mental, elle pourrait le sauver en lui rendant son ouvrage. Au contraire, quand Loevborg gémit : « Je ne veux qu'une chose c'est que cela finisse : le plus tôt sera le mieux! » Hedda l'encourage dans son idée de suicide et lui demande seulement de mourir en beauté. Et pour être plus sûre encore que sa victime ne lui échappera pas, elle lui donne un pistolet tout chargé comme souvenir, et sa dernière recommandation est encore : « En beauté! Eylert Loevborg! Promettez-le moi. »

Elle vient de commettre un crime atroce, elle n'a pas une émotion. Et pendant que le pauvre fou va se tuer pour elle, Hedda, pour que rien ne reste de lui, prend son manuscrit et le jette avec volupté dans les flammes :

« Maintenant je brûle ton enfant, Thea, la belle aux cheveux crépus ! L'enfant que tu as eu avec Eylert Loevborg... Maintenant je brûle, je brûle l'enfant. »

Le même jour elle apprend la mort d'une tante de son mari, ce qui la laisse absolument indifférente. Bien plus, elle fait parade de sa froideur devant la sœur de la morte et rudoie son mari qui voudrait témoigner un peu d'affection à la pauvre vieille fille.

Puis Hedda, restée seule avec Tesman, lui dit que Loevborg est venu pendant son absence et lui a avoué la perte de son manuscrit. Tesman ne peut croire que sa femme ne le lui a pas rendu immédiatement. « Hedda, dit-il, donne-moi vite le manuscrit, je veux immédiatement le lui porter. Où as-tu mis le rouleau ?

Hedda (*froide et immobile*). — Je ne l'ai plus.

Tesman. — Tu ne l'as plus ? Au nom du ciel que dis-tu là ?

Hedda. — Je l'ai brûlé entièrement.

Tesman (*bondissant d'épouvante*). — Brûlé ! tu as brûlé le manuscrit d'Eylert ?

Hedda. — Ne crie donc pas ainsi. La bonne n'aurait qu'à t'entendre... »

Et, comme Tesman ne se calme pas, elle ose lui dire que c'est pour lui qu'elle a brûlé la manuscrit. Paraît Mme Elvsted, ayant le pressentiment qu'il est arrivé malheur à Eylert Loevborg. Elle a entendu des bruits alarmants à ce sujet. On parlait d'hôpital, de suicide... Alors Edda attend avec anxiété la confirmation du suicide qu'elle a préparé avec tant de précaution. Son angoisse ne résulte aucunement d'un trouble de conscience. Elle craint seulement que Loevborg ait reculé au dernier moment. Aussi, quand Brack accourt donner des détails sur le drame, Hedda ressent un soulagement profond et immédiatement, au risque de se compromettre, elle perd toute retenue, pose des questions imprudentes pour provoquer des réponses plus précises. Elle est ennuyée d'apprendre que le coup ait porté à la poitrine alors qu'elle avait décidé que la tempe était le seul endroit convenable. « Mais, la poitrine, concède-t-elle, est aussi une bonne place. » Elle est contente de savoir que c'est avec un pistolet. Seulement quand Brack peut lui dire toute la vérité sur la fin de Loevborg, elle est profondément chagrinée de ce que le malheureux se soit tué dans une maison de prostitution, aux pieds d'une fille, et qu'il se soit envoyé la balle, non dans la poitrine, mais dans le bas-ventre.

« C'est complet, s'écrie-t-elle. Ah ! le ridicule et la bassesse atteignent comme une malédiction tout ce que j'ai touché. »

Ces paroles de dépit sont les seules qu'elle trouve pour apprécier un suicide dont elle fut l'instigatrice. Pas une minute elle n'a l'ombre d'un regret.

Mais l'assesseur Brack a reconnu le pistolet avec lequel s'est tué Loevborg : il sait qu'il appartient à Hedda. Il n'a qu'à parler pour la perdre, pour faire éclater un gros scandale. Cette pensée qu'elle est au pouvoir de Brack, qu'elle dépend de son bon plaisir, qu'elle est esclave, cette pensée lui est insupportable. Elle préfère, elle aussi, se supprimer avec le pistolet qui reste dans la boîte.

Auparavant, elle se donne au moins le plaisir de se moquer cruellement de son mari et, dans cette maison endeuillée par la mort de la vieille tante et par le suicide d'un ami, elle joue sur le piano un air de danse échevelé. Sa dernière méchancheté est pour railler Brack de sa fatuité amoureuse. Puis elle meurt « en beauté » en se tirant à la tempe.

D'un bout à l'autre de la pièce le personnage est lui-même ; nous savons qu'en pension déjà, elle aimait tirer les cheveux de ses petites camarades et menaçait Mme Elvsted, alors l'une d'elles, de lui brûler les siens. « Souvent, dit Schüle, on est effrayé de voir les fous moraux manifester très tôt les pires tendances, le besoin de voler, la méchanceté et même la cruauté envers leurs camarades. Pinel a cité l'observation d'un enfant qui jeta à l'eau un de ses camarades pour une discussion futile et le repoussa du bord auquel il se cramponnait (1). »

Étant jeune fille elle aimait se faire courtiser par tous les hommes dont elle provoquait les confidences et des explications scabreuses. Elle menaçait de les tuer si, se croyant autorisés par la liberté de ses allures, ils voulaient faire des démonstrations trop pratiques. Loevborg fut de ceux-là.

Nous assistons, au début du second acte, à une scène caractéristique. Simplement, pour s'amuser, elle fait feu sur Brack qui vient lui rendre visite, et, très tranquillement, en curieuse, lui demande si elle l'a atteint.

Nous l'avons vu brûler le manuscrit de Loevborg, lui donner le pistolet pour lui faciliter son suicide et

---

(1) Schüle. Psychiatrie, p. 468.

enfin se tuer elle-même. — Voilà pour le délire des actes.

Un fait d'observation profondément vrai est la manière dont ment Hedda. Du commencement à la fin du drame elle ment, et cela d'une manière bien spéciale aux fous moraux.

Les hystériques aussi mentent. Elles le font avec une facilité et une inconscience remarquables. Elles mentent pour rien, pour mentir. Chez les fous moraux, au contraire, le mensonge est, si l'on peut dire, utilitaire. Il réside surtout dans la différence entre les sentiments exprimés, et les sentiments réellement conçus. De sorte que, plus ces aliénés nourriront de noirs projets, plus ils affecteront d'être bons et dévoués: et, ce qu'il y a de profondément triste c'est que les plus intelligents sont les plus dangereux. « Ces malades n'aiment personne, dit Trélat, sont incapables de reconnaissance, de dévouement, de regrets affectueux. Ils n'ont qu'une pensée, qu'un mobile : leur personnalité, leur orgueil. Ils aiment qu'on souffre pour eux, qu'on se prive pour eux, qu'on leur sacrifie à tout prix son sommeil, son appétit, son travail, ses affections, sa vie. Ils choisissent toujours pour vous prendre, pour vous absorber, pour vous tourmenter, le moment où ils savent qu'ils vous imposeront le plus de contrariété, le plus de dérangement, le plus de tourment, et le plus de souffrance (1). »

Tel est le personnage de Hedda Gabler, aussi intéressant que juste au point de vue psychiatrique. A côté d'elle

(1) Trélat. La folie lucide, p. 220.

s'agite Eylbert Loevborg, un alcoolique. Son alcoolisme date de loin et paraissait enraciné, car tout le monde est très étonné d'apprendre que Loevborg a pu devenir abstinent au point de travailler suffisamment pour faire des livres remarquables. Il est vrai qu'il a rencontré sur son chemin une femme qui sut avoir sur lui l'influence suffisante. Il faut peu de chose pour faire cesser cette rémission obtenue au prix de tant d'efforts. Un peu d'ironie de la part de Hedda, et les appétits mal éteints se réveillent. Loevborg est un dégénéré dont l'écorce est en équilibre très instable. Une fois reparti, il ira jusqu'au bout n'étant plus qu'un inconscient auquel Hedda imposera sa volonté. Toute critique de ses centres supérieurs est anéantie. Hedda lui dit de se tuer, il se tue. Dans ces cas d'ailleurs « la tendance au suicide est à peu près constante, et souvent elle se manifeste sous forme d'une tentative subite et non préméditée (1). »

George Tesman, le mari de Hedda, est un débile bien que capable d'études très spéciales. Il écrit sur « l'industrie domestique dans le Brabant au moyen âge ». Cette possibilité pour débiles d'arriver à des situations considérées grâce à une restriction prudente dans le travail cérébral est signalée par tous les psychiatres. Sa dégénérescence mentale est bien stigmatisée par un tic qui revient constamment. Il commence ses phrases par un invariable : « Dis donc, Hedda », et les termine par un non moins invariable : « Hein ! »

C'est peut-être la seule fois qu'un auteur ait eu le cou-

(1) Régis. *Médecine mentale*, p. 504.

rage de mettre à la scène un type très fatigant pour le spectateur, justement parce qu'il est remarquablement vrai. Et cela n'est pas pour nous étonner de la part d'Ibsen à qui les conventions sont inconnues quand il s'agit de réalisme. « Dans Hedda Gabler j'ai voulu, dit Ibsen, montrer ce que produit le contact de deux milieux sociaux qui ne peuvent s'entendre. »

Et, probablement aussi, mettre en relief la nécessité dans la vie d'un peu de bonté. Hedda Gabler nous montre la supériorité de la conception philosophique de Tolstoï, voulant sauver la société mourante par la bonté sur celle de Nietzche sacrifiant tout à l'individualisme brutal, pour lequel les faibles ne comptent pas.

VIII. — SOLNESS LE CONSTRUCTEUR (1)

Cette œuvre pour laquelle on a crié à l'obscurité (2) est une merveille. Merveille de clarté quant au symbole exprimé, merveille d'exposition dans les moyens d'interprétation de ce symbole.

L'Humanité est en marche grâce aux pionniers qui ont cru en l'Aube nouvelle. « La vieille foi mystique en disparaissant leur a légué le culte de l'idéal et l'amour du beau dont tous les mouvements sociaux de Scandinavie, même le mouvement ouvrier actuel, portent invariablement l'empreinte (3). » Solness est un des combattants de la première heure. Il a renoncé à bâtir des églises pour ne plus construire que des demeures familiales, « des maisons où les hommes puissent abriter leur foyer » et il veut adjoindre à ces maisons une haute tour s'élevant très haut, « librement dans les airs et dont la girouette tourne à une hauteur vertigineuse » pour dire toutes les aspirations, toutes les espérances nouvelles.

Mais il arrive rarement que ceux qui marchent les premiers atteignent le but. Solness après l'enthousiasme

---

(1) Trad. franç. Prozor. Savine, édit., 1895.

(2) A. Monnier. Art. de la Plume, 1er novembre 1901.

(3) Prozor. Préface de Solness.

des débuts se décourage. Il lutte encore, sans espoir. Sous l'impulsion de Hilde, personnifiant la foi aveugle en l'Avenir, il fait un dernier effort, il essaye de monter au faîte de la tour.., la lumière est trop éclatante, il a le vertige et, précipité dans le vide, il vient s'écraser aux pieds de ses échafaudages.

Solness est un neurasthénique qui veut mais ne peut que rarement.

Hilde est l'hystérique ne raisonnant pas ses idées fausses auxquelles tout le monde doit obéir sans discuter.

Un troisième personnage, Mme Solness, douce débile, symbolise le passé avec ses préjugés étroits et ses ridicules puérilités.

Prédisposé à la neurasthénie par un surmenage excessif, Solness est devenu réellement malade à la suite d'un traumatisme psychique profond, la mort de ses enfants, victimes indirectement d'un incendie dont il s'accuse à tort.

Nous avons peu de renseignements sur son hérédité. Nous ne savons que ce qu'il apprend à Hilde. « J'étais d'une famille pieuse de la campagne et rien ne me paraissait plus grand que de construire des églises. »

Dès son entrée en scène, Solness nous apparaît inquiet, préoccupé. Il se montre susceptible, irritable, en pleine instabilité mentale. Il a un projet de construction dont il se dit très ennuyé. Il a si peu de courage pour se mettre au travail. Il annonce à son dessinateur qu'il n'en peut plus et dès que celui ci lui propose de reprendre le projet pour son propre compte il se met en colère et se refuse à lui abandonner la commande.

Car, il est en proie à une idée obsédante qui fait son malheur, qui l'a tellement changé que sa femme et son médecin sont inquiets.

Devant son sentiment de lassitude, de doute de lui-même, il craint d'être supplanté par un jeune. Très souvent il revient sur cette idée, et il arrive à se persuader que, quoiqu'il fasse, il succombera dans la lutte car sa déchéance marquera l'expiation de ses fautes. Alors il « s'enferme à double tour dans sa chambre » car la jeunesse va assiéger sa porte et faire irruption chez lui. Cette idée fixe le rend dur, méchant, injuste, lui qui fut très bon et très doux autrefois.

Il recrute les regards dé tous et voit un sens caché dans les paroles qu'on lui adresse. — S'il n'est pas véritablement hypochondriaque, il a cependant des préoccupations au sujet de sa santé. « L'esprit souffre de très bonne heure, dit Krafft-Ebing, et le sentiment anxieux de l'imminence d'une grave maladie s'empare du malade (1). »

Il cherche à savoir ce qu'on pense de lui indirectement : « Ma femme commence à croire que je suis... comment dire... que je suis malade », dit-il au médecin de la famille, en espérant bien une dénégation formelle. Les troubles de l'attention auxquels il est sujet l'ont frappé ; il ne lit plus, car le sens des phrases lui échappe.

Ses idées de culpabilité sont très nettes et il les expose avec complaisance à Hilde pour bien lui montrer que ses conceptions délirantes ne le sont pas, ayant un point

(1) Krafft-Ebing, Psychiatrie.

de départ très sérieux. Cependant, il ne veut pas fournir d'explications à sa femme, « parce que, avoue-t-il, il me semble que je m'impose une sorte de torture bienfaisante ». Et cette algophilie morbide lui procure peut-être les rares instants de détente qu'il peut trouver, car il n'a plus de repos. Torturé par ses obsessions il est tombé dans une monophobie véritablement angoissante. Il ne veut pas être seul. Ainsi que le remarque fort justement M. Régis, « les obsédés puisent dans la présence des personnes étrangères, ou tout au moins de certaines personnes, un appui moral, c'est-à-dire l'appoint de volonté qui leur fait défaut quand ils sont seuls » (1). C'est ce que dit Solness à son employée, Kaia Fosli, puis surtout à Hilde qui devient son grand espoir de salut.

C'est à Hilde que le constructeur confie ses pensées les plus intimes et, grâce à cette confiance, nous apprenons ses doutes terribles et ses démêlés avec Dieu qui permettrait à Ball de le classer dans ses « métaphysiciens ». Chaque fois que Maître Solness se trouve au sommet d'un clocher il éprouve le besoin de poser des questions à Dieu. « J'ai bien senti qu'il n'était pas content de moi, dit-il mystérieusement, c'est pour cela, voyez-vous, qu'il a livré la vieille maison aux flammes. Ne comprenez-vous donc pas? C'était pour m'aider à devenir un vrai maître... Afin que mes églises lui fissent plus d'honneur. Au commencement, je ne comprenais pas, mais tout à coup mes yeux se sont ouverts. »

Et tous ces stigmates psychiques de la névrose de

(1) Régis. *Médecine mentale.*

Beard sont confirmés par un symptôme de grande valeur, le vertige sur lequel Charcot, plus que tout autre, a insisté.

Dans une de ses leçons du mardi, il donne l'observation d'un malade qui avait une peur terrible, éprouvait un grand malaise quand il montait sur un clocher, à un étage élevé et qu'il regardait dans la rue (1).

Solness, lui, est vertigineux à un tel point qu'il ne peut pas même se tenir sur le balcon du second étage. Bien plus, il suffit que Hilde évoque l'image d'une personne debout sur une haute tour pour qu'aussitôt il ressente de l'angoisse. Malgré cela il escalade l'échafaudage pour porter la couronne qui doit marquer l'achèvement des travaux : mais s'il peut le faire c'est en véritable somnambule, aucun processus psychique n'existe. Les centres moteurs, sous l'excitation de l'idée obsédante, participent seuls à l'acte automatique de l'ascension et la descente se serait opérée de même si Hilde, dans son entousiasme délirant, ne s'était mise à crier : Vive maître Solness ! Le malheureux, rappelé à la réalité, est aussitôt saisi du vertige qui lui est fatal et on entrevoit indistinctement entre les arbres la chute d'un corps humain tombant au milieu de poutres et de planches.

Cette neurasthénie est-elle essentielle ou symptomatique ? Vraisemblablement elle est symptomatique si, comme le veut Gross d'Heildelberg, toute neurasthénie se développant entre 30 et 50 ans chez un homme jusque-là sain, doit annoncer une paralysie générale. C'est le cas

(1) Charcot. *Leçons du mardi*, 1887-1888.

ici. De plus, l'instabilité mentale, les préoccupations hypochondriaques, le mélange d'idées confuses de persécution et de grandeur, les modifications brusques dans l'état du sujet sont des données de différenciation diagnostique sur lesquelles ont insisté tous les auteurs qui ont recherché les rapports entre la paralysie générale et la neurasthénie. « Les souffrances, dit M. Ballet, ont les caractères des phénomènes plus psychiques que somatiques : on leur trouve à l'état en quelque sorte embryonnaire, plusieurs des traits que présentera plus tard, quand la maladie sera confirmée, le délire dans sa forme hypochondriaque et dépressive (1). »

Hilde, avons-nous dit, est hystérique. Il est très difficile de poser un diagnostic avec la seule symptomatologie mentale. C'est cependant celui dont se rapproche le plus, à notre avis, le déséquilibre manifeste de la jeune norvégienne.

Hilde est coquette avec les hommes qui semblent s'intéresser à elle et elle avoue que « c'est plus amusant que de tricoter des bas en compagnie de vieilles dames ». Elle est d'une insouciance peut-être exagérée. Lorsqu'elle se présente chez Solness elle a dépensé son « dernier sou ». Mais la caractéristique véritable de son état d'esprit est une sorte d'hypertrophie du moi qui fait qu'elle s'imagine avoir produit une profonde impression sur les personnes qui l'ont approchée. Et très sérieusement elle attache une importance excessive à des choses qui, ordinairement, s'effacent vite de la mémoire des enfants, car sa passion

---

(1) Ballet, Psychoses et affections nerveuses, p. 179.

pour Solness date de l'âge de treize ans. L'ascension de Solness au clocher de l'église a impressionné violemment sa jeune imagination et immédiatement elle a bâti là-dessus un roman qu'elle a fini par croire vrai. Dans 10 ans, quand elle sera une femme, Solness viendra la chercher pour en faire sa princesse et lui construire dans un royaume une tour très haute pour voir très loin. Les dix ans sont révolus, Hilde vient trouver Solness poussée par une sorte d'automatisme ambulatoire que M. Meige, à la suite de Charcot, a si bien mis en lumière dans son étude sur les hystériques vagabonds (1). Elle rappelle à son élu, abasourdi, ses soi-disant promesses. Et plutôt que de convenir qu'elle a pu se tromper elle trouve immédiatement l'explication du peu de mémoire de Solness. Il a honte, voilà tout, car pareilles choses ne s'oublient pas.

Dans son besoin impulsif de venir retrouver Solness, Hilde a abandonné pour toujours et sans hésitation son vieux père, bien qu'elle prétende l'aimer de toutes ses forces.

Toutes ces conceptions délirantes semblent avoir eu pour point de départ une hallucination de l'ouïe. Quand le constructeur était au sommet du clocher accrochant sa couronne, Hilde l'a entendu chanter et Solness proteste en vain qu'il n'a jamais chanté de sa vie. « A ce moment-là, affirme-t-elle, vous avez chanté, on entendait dans l'air des accords de harpe. » Cette hallucination se reproduira d'ailleurs dans les mêmes conditions à la fin du drame et c'est parce qu'elle entend « un chant..., un chant puis-

(1) Meige. Le Juif errant à la Salpêtrière. Paris, 1893.

sant » qu'en proie à une exaltation folle elle lancera le cri qui réveillera Solness de son accès de somnambulisme.

Dans les actes les plus ordinaires de la vie la jeune fille est outrée : ainsi quand Mme Solness lui demanda d'être son amie elle se jette violemment à son cou, ou bien elle se met en colère parce que le dessinateur émet un doute au sujet de ce qu'elle dit. Elle ne discute pas. Immédiatement c'est : « Je veux… je veux que ce soit vrai ! »

Enfin les dernières scènes montrent bien qu'il n'y a absolument que de l'égoïsme dans son amour pour Solness. Elle sait que Solness est éminemment sujet au vertige. Mais elle n'hésite pas à sacrifier la vie de celui-ci à son caprice. Elle emploie tous les moyens pour le décider, la flatterie, la colère, l'ironie, et pour être plus sûre de voir exaucer son désir, elle écarte du constructeur toute influence étrangère en promettant au médecin et à Mme Solness de dissuader son ami de porter lui-même la couronne au sommet de sa tour.

Quant à Mme Solness, elle est affligée d'une débilité mentale qui s'approche beaucoup, à certains moments, du puérilisme décrit par M. Dupré (1) comme symptôme de tumeur cérébrale. « La pauvre Mme Solness qui se soumet pieusement aux décrets de la Providence quand il s'agit de la perte de ses enfants, en songeant seulement qu'ils sont plus heureux qu'elle, mais qui, en revanche,

---

(1) Dupré et Devaux. Un cas de tumeur cérébrale. *Nouvelle Iconographie de la Salpêtrière.*

A. Devaux. *Thèse*, Paris, 1901.

se sent détruite « par les petits deuils de l'existence », qui ne peut se souvenir, sans déchirement, de ses vieilles poupées, victimes de l'incendie, rappellera certainement à plus d'un quelque âme féminine puérile et désemparée qu'il a connue (1). » Elle croit avoir tout dit quand elle a répondu à une interrogation : « C'est mon devoir. » Au moment où sa présence serait cependant indispensable auprès de son mari pour l'empêcher de faire son imprudente ascension, elle va retrouver des dames qui viennent lui rendre visite et comme excuse elle trouve que « c'est son devoir d'aller faire les honneurs ». Elle a une jalousie irraisonnée pour toute femme qui approche Solness. Constamment elle se lamente. D'ailleurs on a immédiatement la hauteur de son niveau intellectuel lorsqu'elle exprime à Hilde ses regrets sur l'incendie qui a détruit sa vieille maison.

« Je le répète, des riens. Mon Dieu, tous ces vieux portraits accrochés aux murs, et les vieilles robes de soie. Elles étaient dans la famille depuis des temps immémoriaux. Et les vieilles dentelles faites par mère et grand'mère... Tout cela a brûlé ! Pensez donc... jusqu'aux bijoux ! (avec un profond soupir). Et toutes les poupées... (avec des larmes dans la voix). J'avais neuf ravissantes poupées. »

---

(1) Prozor, Préface de Solness.

IX. — LE PETIT EYOLF (1)

Comme dans le Canard Sauvage, Ibsen analyse ici un cas de psychopathie infantile. Le petit Eyolf a beaucoup d'analogie avec la petite Hedwige. Tous deux ont des antécédents héréditaires qui les classent parmi les dégénérés. Leur système nerveux malade en fait des êtres à part, d'une impressionnabilité excessive et d'une intelligence au-dessus de la moyenne, du moins provisoirement. Ce sont de ces enfants pseudo-prodiges qui, à la puberté, ou au moindre choc psychique ou physique, versent dans la démence précoce. On est très étonné de retrouver plus tard « des débiles » alors que dans leur jeune âge ils ont émerveillé les mères de famille.

Fils d'un père inquiet, nerveux, facilement exalté et d'une mère peut-être hystérique, en tout cas déséquilibrée, le petit Eyolf a hérité des tares de ses ascendants. De plus, son état de santé général a été compromis par une chute qui l'a laissé infirme, ne pouvant marcher qu'à l'aide d'une béquille. Son orgueil d'enfant vaniteux nous apparaît d'autant plus disproportionné.

Son imagination est très surexcitée par ses lectures

(1) Traduct. franç. Prozor, Perrin, édit., 1895.

incessantes et comme, dans son entourage, il entend parler de la Femme-aux-Rats, avec beaucoup de mystère, il arrive à se figurer la mendiante comme une sorte de sorcière très puissante et très dangereuse. — Justement sa tante vient de lui parler encore de la Femme-aux-Rats, lorsque celle-ci fait son entrée. L'enfant est profondément ému. Instantanément, il est fasciné par la vieille femme, et tout ce qu'elle raconte se répercute, amplifié par la terreur, dans ses centres psychiques. Son trouble s'accroît encore lorsqu'il aperçoit quelque chose qui remue dans le panier de la Femme-aux-Rats. C'est un misérable chien qui prend aux yeux d'Eyolf des allures d'animal apocalyptique — Le récit de la noyade des rats au son de la guimbarde achève de faire perdre au petit infirme toute réaction de défense. Il n'est plus qu'un automate qui va extérioriser l'image mentale qui vient de naître en la transformant en mouvement. — « L'homme, dit M. Ribot, dans les premières années de sa vie a un cerveau peu différencié, surtout quant aux connexions, un assez pauvre matériel d'images, une très faible capacité d'abstraction : son développement intellectuel est très inférieur à celui des mouvements réflexes, instinctifs, impulsifs, imitatifs. Par suite de cette prédominance du système moteur, les représentations simples et imparfaites tendent, chez les enfants comme chez les animaux, à se traduire immédiatement en mouvements (1). »

Eyolf suit la Femme-aux-Rats jusqu'au bout de l'embarcadère et quand elle s'éloigne de la rive, il continue à

(1) Ribot, Essai sur l'imagination créatrice, p. 83.

marcher en la regardant jusqu'à ce qu'il tombe à la mer. Toute cette scène est remarquablement vivante. Les personnages, comme tous ceux du théâtre ibsénien, furent copiés d'après nature. Un jour, qu'on semblait douter de tels faits devant Ibsen, le maître répondit : « La Femme-aux Rats ? C'était une petite vieille qui venait tuer les rats à l'école où j'ai été élevé. Elle portait un petit chien dans un sac et l'on racontait que des enfants s'étaient noyés en la suivant. Cela convenait très bien pour faire disparaître le petit Eyolf en qui se reproduisaient l'infatuation de son père et sa faiblesse, mais concentrées, exagérées, comme cela se remarque souvent chez le fils d'un tel père (1). »

La mère d'Eyolf, Rita Allmers, est difficile à mettre au point comme diagnostic. C'est une détraquée, évidemment, mais il ne nous paraît pas absolument justifié d'en faire une hystérique. Ses idées de jalousie, son atrophie complète d'affectivité maternelle sont des stigmates très nets de dégénérescence mentale. Sa jalousie exagérée, son excitation génitale sont vraiment pathologiques. Elle est jalouse des occupations de son mari. Elle voudrait être débarrassée de sa belle-sœur « parce que, dit-elle à son mari, je te possèderais enfin à moi toute seule ! Et pourtant, non..., tu ne serais pas encore tout à moi ! « *éclatant en sanglots convulsifs*). Oh ! Alfred ! Alfred ! je ne puis renoncer à toi ! » Elle serre Alfred si violemment qu'il s'écrie : « Je t'en prie..., tu m'étrangles ! » Sa belle-sœur partie, nous voyons qu'il restera encore un être

(1) Prozor. Préface de J.-G. Borkman.

humain qui pourrait accaparer une partie de l'amour d'Alfred, c'est de son enfant qu'elle ose ainsi parler : « Oui, c'est de lui, crie-t-elle, l'enfant pour nos relations est pire que le livre. L'enfant c'est quelque chose de vivant (*avec une passion grandissante*). Mais je ne souffrirai pas cela, Alfred ! je ne le souffrirai pas, te dis-je ! J'ai souvent peur de moi-même. Aussi, te dis-je, prends garde ! Prends garde d'éveiller ce qu'il y a de mauvais en moi », et comme son mari cherche à la calmer, à lui faire voir quelles énormités effrayantes elle ose prononcer, comme il lui assure doucement qu'il continuera à l'aimer d'un amour intime et profond, Rita reprend plus violemment : « Je me soucie bien d'un tel amour ! Je te veux tout entier à moi, rien qu'à moi ! Tel que je te possédais aux premiers jours de délices et de passion (*d'une voix dure et irritée*). On ne m'éconduit pas avec des restes et des rebuts, Alfred ! » et la scène continue avec une violence croissante de la part de Rita jusqu'à ce qu'elle lance à son mari la menace de le tromper : « Je disposerai de moi comme il me plaira. Oui, je me jetterai dans les bras de... du premier venu. » Elle en arrive à souhaiter la mort de son enfant, qu'elle accuse dans son aveuglement d'avoir « le mauvais œil ».

On le voit, chez Rita, la mère n'existe pas. Toutes ses manifestations psychiques sont fonctions de l'instinct sexuel.

Mais voici que par une fatale coïncidence, le petit Eyolf se noie, réalisant inconsciemment le secret désir de sa mère. Quelle réaction un tel événement va-t-il produire dans l'état mental de celle-ci. Une réaction de pur égoïsme. Car, mort, l'enfant sépare bien davantage Allmers de Rita. La nervosité de Rita est accrue, elle ne peut tenir en place et se promène au bord du fjord. Elle voudrait bien oublier rapidement la mort d'Eyolf et pour cela, elle propose à son mari : « Si nous allions très loin ? Il faut voir du monde, recevoir, mener grand train, se jeter dans tout ce qui grise et étourdit. » L'ébranlement de son système nerveux détermine alors des hallucinations de l'ouïe :

RITA (écoutant, angoissée). — Tu entends, Alfred ! Encore cette cloche !

ALLMERS (regardant du côté du fjord). — C'est la cloche du bateau, qui va partir.

RITA. — Oh ! ce n'est pas de cette cloche que je parle. J'en ai entendu une autre sonner toute la journée. La voici qui sonne encore !

ALLMERS (s'approchant d'elle). — Tu te trompes, Rita.

RITA. — Non, je l'entends distinctement. On dirait un glas funèbre. C'est lent, lent. Et toujours les mêmes paroles ?

ALLMERS. — Des paroles ? Quelles paroles ?

RITA (remuant la tête en cadence). — « La bé-quil-le ». « La bé-quil-le ». Oh ! tu dois l'entendre aussi ?

ALLMERS (hochant la tête). — Je n'entends rien. Il n'y a rien.

RITA. — Si, si : tu as beau dire. J'entends bien distinctement. Comment ! tu n'entends pas ? « La bé-quil-le », « la bé-quil-le ».

Puis, subitement, redoutant le départ de son mari, elle prend une résolution qui nous étonne de sa part. Elle veut recueillir les enfants pauvres du hameau et leur donner la place qu'occupait le petit Eyolf. Evidemment, son mari disparaissant, elle a une certaine quantité d'affectivité qui doit se reporter sur quelqu'un, d'autre part c'est encore une chance de retenir Allmers que lui offrir de partager la responsabilité de cette œuvre philanthropique. D'ailleurs, les dévouements sont loin d'être rares chez les hystériques, surtout quand ils sont stimulés par une raison quelconque. Il est à remarquer aussi qu'une hystérique peut causer à sa famille les pires ennuis tandis qu'elle débordera d'altruisme et d'amabilité vis-à-vis d'étrangers. Nous savons également que ces beaux sentiments s'éteignent d'habitude aussi rapidement qu'ils naissent. C'est pourquoi nous doutons que, dans la réalité, la Rita qui a servi de modèle à Ibsen ait mis à exécution les vastes projets de charité qu'elle nous expose si chaudement à la fin du dernier acte.

X. — JEAN GABRIEL BORKMAN (1)

« Jean Gabriel Borkman est plus qu'un simple égoïste : c'est à sa façon un idéaliste, un voyant, un halluciné (2). »

Pour nous, Jean Gabriel Borkman paraît faire du délire chronique à évolution systématique et se trouver déjà à la fin de la 3e période, en plein délire de grandeur.

Fils de mineurs, il n'a pas d'antécédents héréditaires. Il était d'une intelligence peu commune puisqu'avec ses seules ressources il est arrivé à se faire nommer directeur de banque. Il est très vraisemblable que sa faillite et sa condamnation aient produit un traumatisme psychique suffisant pour déterminer l'apparition d'idées délirantes. Il fit huit ans de prison. Au moment où il nous apparaît, il est resté cloîtré dans sa chambre depuis huit ans. Les premières périodes ont donc eu le temps de précéder la phase mégalomaniaque bien caractérisée au milieu de laquelle son intelligence achève de sombrer.

Il s'attend, à toute minute, à ce qu'on vienne lui offrir une royauté imaginaire. Chaque fois qu'il entend frapper à sa porte, il se regarde dans une petite glace, arrange sa

---

(1) Traduct. franç. PROZOR. Perrin, édit., 1897.

(2) H. LICHTENBERGER. Le pessimisme d'Ibsen. *Revue de Paris*, 15 août 1901.

cravate et prend une attitude de monarque sur son fauteuil de bureau. Et chaque fois c'est une grosse désillusion. — Cependant il a de temps à autre des doutes sur sa puissance : « Rien n'est plus amer que d'être incompris, » dit-il à un ami. — Mais il n'admet pas que d'autres doutent de lui et de son prochain avènement au pouvoir absolu. Il met à la porte son dernier ami qui a osé ne pas avoir une foi aveugle en lui. A sa belle-sœur qui lui parle de leur vie gâchée, il répond ironiquement, en homme sûr de l'avenir : « Je ne regarde pas encore ma vie comme perdue. »

Il compte sur son fils pour l'aider dans ses projets. Aussi le départ subit de ce fils donne-t-il un coup de fouet au délire, en provoquant une bouffée d'excitation violente. « En avant donc! s'écrie-t-il, seul dans la tourmente! Mon chapeau! mon manteau! Dans la tourmente de la vie, entends-tu! Lâche-moi, Ella : laisse-moi partir, te dis-je! »

Il raconte à sa belle-sœur qu'il doit d'abord aller visiter ses trésors cachés. Ce n'est pas d'ailleurs la première fois qu'il a songé à rentrer dans la vie. Plusieurs fois sa femme l'a entendu « descendre le soir très tard pour prendre son manteau et sortir, mais il s'arrêtait au milieu de l'escalier, et revenait sur ses pas », et, de nouveau, on l'entendait marcher dans sa chambre.

Maintenant qu'il est dehors, il ne veut plus rentrer chez lui, il se met à marcher droit devant lui, dans la neige, en pleine nuit, sans sentir le froid. Les hallucinations de l'ouïe achèvent de le troubler et nous le voyons, l'oreille tendue, dire à sa belle-sœur : « Entends-tu ce

bruit qui vient du fleuve, là-bas ? Les fabriques travaillent ! mes fabriques ! toutes celles que je voulais créer. Écoute : c'est le travail de nuit. Nuit et jour elles marchent. Écoute, écoute ! Les roues tournent et les cylindres grondent..., partout... partout !... Entends-tu, Ella ? »

Et le pauvre fou lui dit encore : « Vois-tu, Ella, cette chaîne de montagnes qui s'étend au loin ? Ses monts se surplombent, grimpent et s'entassent les uns sur les autres. Tout cela, c'est mon royaume, vaste, profond, inépuisable ! »

Enfin, sous l'action prolongée du froid et l'excès de tension vasculaire, Borkman tombe foudroyé par l'hémorragie cérébrale. Ce qui est d'ailleurs un mode de terminaison fréquent chez les délirants chroniques.

S'il nous est difficile de soutenir très fermement notre diagnostic de délire chronique à évolution systématique parvenu à la 3e période, du moins faut-il avouer qu'il parait très vraisemblable.

XI. — QUAND NOUS NOUS RÉVEILLERONS D'ENTRE LES MORTS (1)

Cet « épilogue dramatique » termine de magistrale façon la longue série des œuvres d'Ibsen. Il semblerait qu'inconsciemment le poète arrivé au sommet du fjæll moral qu'illumine son génie ait fondu dans un bloc admirablement homogène ses deux qualités maîtresses, l'une servant l'autre : le symbolisme de l'artiste et le réalisme de l'observateur. C'est une sorte de synthèse définitive où s'affirme indiscutablement la supériorité toute-puissante du Maître. « Le symbole, dit M. Prozor dans sa préface, n'implique pas autre chose que l'expression la plus concise possible d'idées absolues par des images sensibles. Pour un homme qui sent et pense à la fois, la vie réelle s'il a, en outre, quelque imagination, est pleine de ces symboles. »

Disons en quelques mots le concept philosophique développé ici par Ibsen : L'homme, qui trop vite a évolué, jusqu'à se croire demi-dieu encore qu'animal à peine lavé des bestialités ancestrales, voit au cours de sa vie les désillusions se succéder à mesure qu'il poursuit les chimères extériorisées par son cerveau.

Pour rendre concret ce symbole de l'éternelle décep-

(1) Traduct. franç. Prozor. Perrin, édit., 1900.

tion humaine, Ibsen a mis en scène un sculpteur, épris de l'harmonie des lignes et des formes, jusqu'à l'anxiété. Arnold Rubek aime l'insaisissable Beauté et croit en trouver l'incarnation en une jeune femme, Irène, son modèle.

A côté de ces rêveurs, assoiffés d'impossible, tourmentés jusqu'à sombrer dans l'aliénation mentale, nous voyons au second plan : l'épouse de Rubek et un chasseur d'ours, deux êtres parfaitement heureux parce que brutes parfaites, ne cherchant pas d'idéal en dehors de leur finalité : la vie, sans considérations psychiques inutiles.

Rubek est un mélancolique *sine delirio,* n'émettant toutefois que des idées tristes, rarement coupées de débordements enthousiastes, inhérents à sa vocation. Son inquiétude va jusqu'à l'anxiété caractéristique dont il fait part à sa femme bien incapable d'ailleurs de le comprendre : « Si anxieux, dit-il (*se tordant sur son banc*). Ah ! je ne pourrai pas longtemps supporter cette misérable vie ! »

Et quand Irène lui propose le suicide, l'entraîne « vers la cime de l'oubli », il accepte avec joie et s'écrie : « Irène, mon adorée... oui ! c'est là que nous célébrerons notre fête nuptiale ! »

Mais la figure vraiment intéressante est celle d'Irène remarquablement mise en valeur, au point de vue psychiatrique. C'est une mélancolique avec des paroxysmes portant, tantôt sur la sphère d'idéation, tantôt sur la sphère motrice. Les idées de négation d'abord très nettement accusées sont remplacées par une phase motrice avec tendances homicides, puis elles reparaissent plus intenses, s'étendant même à d'autres personnes, enfin, elles s'estompent devant la préoccupation suicide. Il est indispensable de citer au moins les principaux passages de la scène du premier acte entre Rubek et Irène pour montrer avec quelle rare intensité se dégage l'observation clinique :

RUBEK. — Je t'ai reconnue, Irène.

IRÈNE (*d'une voix mate*). — Vraiment, Arnold, tu as deviné ?

RUBEK. — Je crois que tu me reconnais aussi.

IRÈNE. — Oh ! toi, c'est différent !

RUBEK. — Pourquoi, est-ce différent !

IRÈNE. — Parce que tu es encore en vie.

RUBEK (*sans comprendre*). — En vie ?

IRÈNE (*au bout d'un moment*). — Qui était cette autre ? Celle qui était assise près de toi, à la table ?

RUBEK. — C'était... ma femme.

IRÈNE. — Ah ! très bien, Arnold. Quelqu'un avec qui je n'ai rien à démêler.

RUBEK. — Non... Assurément.

IRÈNE. — ... Que tu as rencontrée, quand je n'étais plus en vie.

RUBEK (*la regardant fixement*). — Quand tu n'étais plus ?... que veux-tu dire, Irène ?

IRÈNE (*sans répondre*). — Et l'enfant ? l'enfant se porte bien, lui aussi... Notre enfant me survit dans la gloire et les honneurs...

RUBEK. — Notre enfant ? oui, c'est ainsi que nous l'appelions jadis.

IRÈNE. — Quand j'étais en vie, oui.

. . . .

IRÈNE (*réfléchit un instant, immobile*). — Si, en ce temps-là, Arnold, j'avais fait mon devoir...

RUBEK. — Eh bien ?

IRÈNE. — J'aurais dû tuer cet enfant...

RUBEK. — Tu ne l'aurais pas pu, Irène. Tu n'en n'aurais pas eu le cœur.

IRÈNE. — C'est vrai, à cette époque, j'avais le cœur autrement fait.

RUBEK. — Mais depuis ?

IRÈNE. — Depuis, j'ai tué à d'innombrables reprises. En plein jour et dans l'ombre...

RUBEK. — Et qu'as-tu fait, Irène ?

IRÈNE. — Attends un peu que je voie... Ah ! oui, je m'en souviens maintenant. Je suis montée sur un disque tournant, dans un café-concert. J'ai figuré, nue, dans des tableaux vivants. J'ai récolté beaucoup d'argent. Cela ne m'était pas arrivé chez toi, tu n'en avais guère... Et puis, j'ai connu des hommes à qui je faisais perdre la tête...

RUBEK. — Et puis, tu t'es mariée ?

IRÈNE. — Oui, l'un deux m'a épousée.

RUBEK. — Qui est-ce ?

IRÈNE. — C'est un Américain du Sud... un diplomate de haut rang (*elle regarde devant elle, avec un sourire qui semble pétrifier ses lèvres*). Celui-là, je l'ai rendu fou, tout à fait fou... incurablement, irrémédiablement fou... C'était bien drôle, tu peux m'en croire... tant que cela couvait. J'aurais pu en rire intérieurement à en perdre l'âme... si j'avais eu une âme.

RUBEK. — Où est-il maintenant ?

IRÈNE. — Quelque part dans un cimetière... sous un superbe monument... avec une balle de plomb dans le crâne.

RUBEK. — S'est-il tué de sa propre main !

IRÈNE. — Oui, il a tenu à me devancer.

RUBEK. — Le regrettes-tu, Irène ?

IRÈNE (*sans comprendre*). — Qui regretterais-je ?

RUBEK. — Mais M. de Satow.

IRÈNE. — Il ne s'appelait pas Satow.

RUBEK. — Comment cela ?

IRÈNE. — C'est le nom de mon second mari, un Russe.

RUBEK. — Et où est-il, celui-ci ?

IRÈNE. — Très loin, dans l'Oural... au milieu de ses mines d'or.

RUBEK. — Il y passe sa vie ?

Irène. — Sa vie? sa vie?... à dire vrai, je l'ai tué aussi.

Rubek. — Tué!

Irène. — Avec un poignard effilé que j'ai toujours dans mon lit.

Rubek. — Je ne te crois pas, Irène!

Irène. — Tu peux m'en croire, Arnold.

Rubek. — N'as-tu jamais eu d'enfant?

Irène. — J'ai eu beaucoup d'enfants.

Rubek. — Et où sont-ils?

Irène. — Je les ai tués, égorgés sans pitié, à mesure qu'ils venaient au monde... oh! non, bien, bien avant... l'un après l'autre.

Rubek. — Il y a un sens caché derrière tes paroles.

Irène. — Qu'y puis-je? chacune d'elle m'est soufflée à l'oreille.

. . . .

. . . .

Rubek. — Tu me permets de m'asseoir?

Irène. — Oui... N'aie pas peur du froid : je crois que je ne suis pas entièrement glacée.

Dans ce court extrait on passe en revue tous les gros symptômes décrits par Cotard et après lui par M. Séglas dans son « Délire des négations ».

Nous y trouvons bien cette concentration pénible de l'esprit sur laquelle insiste Griesinger. Le champ psychique est restreint, la vision mentale difficile. « Elle est peu communicative » dit l'Inspecteur des bains. Il faut le gros choc moral qu'Irène ressent en retrouvant subitement Rubek pour qu'elle sorte de sa torpeur habituelle. Douloureusement, elle revient sur l'idée de sa mort, sur sa culpabilité allant jusqu'à se vanter de crimes qu'elle n'a pas commis, se dégradant à plaisir aux yeux de Rubek en insistant sur l'immoralité de sa vie.

Nous constatons successivement des troubles d'origine cœnesthésique et plus loin la sensation de vide que Krishaber plaçait au début de la névropathie cérébro-cardiaque. Irène est en proie à des hallucinations verbales auditives : « Chacune de mes paroles m'est soufflée à l'oreille », comme l'immense majorité des mélancoliques. Et comme eux, elle a de l'angoisse précordiale qu'elle attribue à des ennemis imprécis.

IRÈNE (*respirant profondément comme débarrassée d'un poids*). — Enfin!.. Ah! ils m'ont lâchée... cette fois encore... maintenant nous pouvons nous asseoir et causer.

Nous savons aussi qu'elle a de l'insomnie, car nous apprenons dès le début par Rubek que, la nuit, elle se promène dans le parc suivie d'une garde-malade qui ne la quitte pas. Enfin elle manifeste des intentions homicides à différentes reprises. Elle sait les réprimer, ce qui n'arrive qu'aux mélancoliques : le maniaque ou l'épileptique n'a pas le temps de contrôler et d'inhiber son impulsion.

Une fois, elle ne frappe pas Rubek, parce qu'elle obéit à ses conceptions délirantes :

IRÈNE. — Je tirai mon stylet pour te le plonger dans le dos.

RUBEK. — Et pourquoi ne l'as-tu pas fait ?

IRÈNE. — Parce que je m'aperçus tout à coup avec épouvante que tu étais mort... depuis longtemps.

RUBEK. — Mort ?

IRÈNE. — Mort. Mort comme moi. Cadavres froids et veules, nous étions là, sur les bords du lac de Taunitz et nous jouions ensemble.

Elle termine en véritable mélancolique par le suicide qu'elle court chercher en se précipitant au-devant d'une avalanche. Après avoir exprimé encore une fois ses idées de négation :

IRÈNE. — L'irréparable ne nous apparaîtra que quand nous nous réveillerons d'entre les morts.

RUBEK. — Et que verrons-nous alors?

IRÈNE. — Nous verrons que nous n'avons jamais vécu.

Le suicide paraît naturellement paradoxal par rapport à ces idées de négations et pourtant nous savons qu'il est loin d'être rare chez les déprimés, qu'ils se disent morts ou éternels.

Quelle est l'origine de cette mélancolie?

« L'hérédité psychopathique, dit M. Séglas, se rencontre dans presque toutes les observations. C'est là un point qui n'avait pas échappé à Cotard. « Lorsqu'on se renseigne, dit-il, sur les antécédents, le caractère des malades, on apprend souvent qu'ils ont toujours été un peu mélancoliques, taciturnes, scrupuleux, dévoués, charitables, toujours prêts à rendre service : quelques-uns doués des qualités morales les plus distinguées. Leur état maladif, leur délire d'humilité ne contrastent pas d'une manière absolue avec leur manière d'être antérieure, et n'en sont que l'exagération maladive (1). »

Or, Ibsen prend soin de nous renseigner sur tout cela. De tout temps, Irène a été triste, elle ne voulait pas aller dans les musées qu'elle appelle des sépulcres. Elle était tourmentée, elle aurait voulu un amour charnel de la part du sculpteur et en même temps elle avoue que s'il avait osé la toucher, elle l'aurait tué.

Elle a été pour lui une véritable esclave :

« Je levai trois doigts en l'air, dit-elle, et je promis de

(1) SÉGLAS. Délire des négations.

te suivre jusqu'au bout du monde, et jusqu'au bout de la vie, et de te servir en tout. — Je me suis prosternée à tes pieds et je t'ai servi, Arnold — Oui, je t'ai servi avec tout le sang de ma palpitante jeunesse. » Et tandis qu'elle faisait pour cet inconnu acte d'humilité si intense, elle abandonnait sa famille et son foyer pour le suivre. Cette sorte de contradiction dans l'affectivité qu'on trouve très exagérée chez les fous moraux et les hystériques n'est pas absolument rare chez les mélancoliques.

Elle était donc déjà atteinte bien avant les excentricités multiples, peut-être les tentatives homicides ou suicides, qui ont causé son internement. Elle-même raconte ainsi à Rubek les sensations qui lui sont restées de la période aiguë de sa maladie passée à l'asile. « J'étais morte depuis des années. Ils étaient venus me garotter. Ils m'avaient lié les mains derrière le dos. Ils m'avaient descendue dans un sépulcre et l'avaient fermé avec des barreaux de fer, après en avoir matelassé les parois, en sorte que personne ne pouvait entendre les lamentations venant du sépulcre... »

On voit avec quelle minutieuse précision, Ibsen a fouillé le personnage principal de son drame dont la vérité donne d'autant plus de relief au symbole exprimé qu'il est vécu davantage.

Avec quatre figures profondément humaines et rigoureusement exactes dans leur psychisme, le Maître nous montre dans toute sa navrance, ce que M. Prozor appelle « la Tragédie des déceptions ».

IV

CONCLUSIONS

De l'étude de la série de malades que nous venons d'analyser, il se dégage que tous, sauf Jean-Gabriel Borkman sont des dégénérés. Tous nous rappellent des gens que nous rencontrons à chaque pas dans la vie. Ce sont de ces originaux qu'on n'enferme pas: leurs allures singulières, leur actes étranges provoquent la curiosité ; on les suit avec étonnement, on se rit d'eux, on méconnait le plus souvent leur véritable caractère. Ils ne manquent ni d'apparente logique, ni d'esprit, seulement, livrés à eux-mêmes, à leur propre inspiration, ils manquent de jugement, de raisonnement ; ils ne délibèrent pas, ils se déterminent, ils agissent au gré de leurs irrésistibles entraînements.

Ibsen ne pouvait pas s'adresser aux incohérents qui peuplent les asiles. Il lui fallait ceux que Trélat a appelé les fous lucides. Parmi ces fous lucides, il nous a donné quatre femmes hystériques et cinq ou six alcooliques, ce qui est relativement beaucoup par rapport au petit nombre de personnages dont il se sert. Nous ne devons pas nous en étonner. Il a encore connu son pays en proie aux ravages de l'alcool sur lesquels Magnus Huss nous a suffisamment édifiés. D'autre part, d'après le même auteur, nous savons la fréquence de l'hystérie chez les populations scandinaves.

Nous croyons utile de rappeler ici dans un tableau général les quelques diagnostics formulés précédemment :

Dégénérescence mentale avec obsessions : Brand, Grégoire Werlé, Rebecca West, Hedwige, Eyolf.

Dégénérescence mentale avec hystérie : Nora, Hilde, Ellida Wangel, Rita.

Dégénérescence mentale avec idiotie morale : Hedda Gabler, Régine.

Dégénérescence mentale avec débilité intellectuelle : Agnès, Maria Rubek, Mme Solness, Hialmar Ekdal, Tesman.

Excitation maniaque : Gerd, Eynar.

Mélancolie (douteurs) : Rosmer, Rubek.

Mélancolie (syndrome de Cotard) : Irène.

Neurasthénie symptomatique : Solness, Oswald.

Alcooliques : Oswald, Loevborg, Peer Gynt, Ulric Brendel, Relling, Molvig.

Démence sénile : le vieil Ekdal.

Délire chronique (3e période) John-Gabriel Borckman.

Au début de cette étude, nous disions avec quel soin Ibsen s'occupe du moindre détail et avec quelle insistance il revient sur tel fait considéré par lui comme primordial. Revoyons maintenant dans un résumé rapide de quelle manière il a compris la psychiatrie au point de vue de l'étiologie et de la symptomatologie des diverses maladies qu'il a fait défiler sous nos yeux.

La grande cause prédisposante, celle qu'il ne cesse de

nous indiquer est l'hérédité. On pourrait dire que son théâtre tout entier n'est que la paraphrase des deux vers d'Euripide :

> το μωρον αυτω τοῦ πατρος νοσημ ενι
> φῖλει γαρ ουτος εκ κακων ειναι κακος.

« Il a la maladie de son père qui était aliéné, il est de règle, en effet, qu'un taré naisse d'un taré. »

Ibsen a ressuscité le Fatum des tragédies antiques. Fatum moderne d'autant plus épouvantable que nous le connaissons mieux et que nous savons les difficultés d'y échapper. L'hérédité, les Revenants. Le grand dramaturge scandinave a su tirer parti d'une façon remarquablement dramatique de cette ressource fournie à la tragédie par la science. D'un bout à l'autre de son œuvre les ailes sombres de la fatalité planent et projettent leur grande ombre d'épouvante. Nous renvoyons aux Revenants entièrement consacrés à la démonstration de la terrible loi d'hérédité. Dans toutes ses pièces, Ibsen prend soin de nous renseigner sur l'hérédité de ses personnages : Brand hérite de ses parents une atrophie totale de l'affectivité. Dans Maison de Poupée, Helmer dit à Nora : « J'aurais dû pressentir qu'il arriverait quelque chose de ce genre. J'aurais dû prévoir cela. Avec la légèreté de principes de ton père... et ces principes tu en as hérité », et le Dr Rank se plaint de ce que « son épine dorsale, la pauvre innocente, doit souffrir à cause de la joyeuse vie qu'a menée son père quand il était lieutenant » et il ajoute : « Et dire que dans chaque famille, il existe d'une manière ou d'une autre une liquidation de ce genre... » Peer

Gynt alcoolique et vantard est le fils d'un buveur vaniteux et prodigue. Dans le Canard sauvage, nous assistons à la dégénérescence mentale de deux familles, les Ekdal et les Werlé. Le suicide de la petite Hedwige a sa source première dans son hérédité morbide. Avec le pasteur Rosmer, nous voyons disparaître le dernier représentant d'une race. Trop malade pour supporter la vie, il se tue. A côté de lui nous voyons Rébecca West dégénérée, fille d'un paralytique. Ellida, la Dame de la Mer, est considérée comme déséquilibrée par sa belle-fille qui ajoute : « Il n'y a rien d'étonnant. Sa mère aussi était folle. En tout cas, elle est morte folle. Solness qui a des idées mystiques est issu de parents bigots. Pour un seul de ses personnages, Ibsen nous avertit qu'il n'y a pas d'hérédité morbide. Jean-Baptiste Borkman est fils de mineur. Or, le délire chronique dont il est atteint est une des rares maladies mentales où précisément les antécédents héréditaires, ainsi que l'a fait remarquer M. Magnan, peuvent manquer. M. Magnan attribue aux chocs moraux une large part dans l'étiologie de ce syndrome et nous apprenons qu'en effet Jean-Gabriel Borkman après avoir eu une situation exceptionnelle a sombré dans une faillite qui lui a valu huit années d'emprisonnement. Ce qui doit être un traumatisme moral vraiment appréciable.

Nous entrons ainsi dans les causes déterminantes des psychoses qu'Ibsen n'a pas plus négligées que l'hérédité. C'est ainsi que la folie morale d'Hedda Gabler s'accentue et devient agissante sous l'influence de la grossesse. C'est encore la grossesse qui détermine l'apparition d'hallucinations de la vue chez Ellida Wangel. La puberté augmente le déséquilibre mental de la petite Hedwige. Elle provoque des hallucinations chez la petite Hilde qui reste profondément émue de l'ascension de Solness au clocher qu'il vient de construire. Le trauma psychique est fréquemment mis à contribution par Ibsen pour amener, dans l'état mental de ses dégénérés, des orientations nouvelles, des perturbations ou des aggravations. Ainsi : Rita Allmers après la mort du petit Eyolf, Ellida Wangel dans sa rencontre avec l'étranger. Rosmer apprenant que Rebecca West a trompé ses espérances. Nora affolée à la pensée que son mari va trouver la lettre révélatrice. Brand après la mort de son enfant et celle de sa femme. Irène sortant de sa dépression mélancolique en retrouvant Rubek et celui-ci sombrant complètemunt dans la mélancolie en retrouvant Irène. Le surmenage intellectuel ou général joue également son rôle. C'est lui qui précipite la marche de la neurasthénie de Solness et qui fait définitivement chavirer la raison d'Oswald, épuisé d'avoir combattu un incendie pendant toute une nuit.

Enfin dans son étiologie, Ibsen n'a pas oublié l'intoxication alcoolique. Sans que cela paraisse au premier abord, nous retrouvons dans son théâtre l'alcoolisme sous les différentes formes qu'il revêt suivant le terrain de son évolution. Chez Oswald, par exemple, l'alcoolisme emprunte à la paralysie générale au début une partie de sa symptomatologie. Le fait a déjà été signalé il y a déjà longtemps par notre maître, M. le Dr Motet. « Avec M. Marcel, avec MM. Lasègue et Farret, dit-il, nous avons toujours trouvé dans ces cas une prédominance d'idées tristes : nous avons constaté, de même que ces auteurs, la forme dépressive et les tendances hypochondriaques ; les malades ont conscience de leur état d'infériorité, mais ils n'ont pas l'énergie morale suffisante pour se soustraire à la cause qui la produit (1). » Chez Loevborg, nous constatons aussi une sorte de dépression consécutive à l'ingestion d'alcool, mais cette dépression est toute psychique, elle s'accompagne, par contre, d'excitation de la motilité conduisant le malheureux au suicide. Ses centres moteurs réagissent d'autant plus activement que l'inhibition habituelle des centres supérieurs stupéfiés est détruite.

Avec Peer Gynt et Ulric Brendel nous tombons dans l'automatisme ambulatoire d'origine alcoolique. Ce sont des cas de ce genre que nous trouvons à chaque instant parmi les vagabonds de Gorki. Nous avons pu prendre récemment à la clinique de M. le Dr Motet l'observation d'un dipsomane à automatisme ambulatoire qui avait été plusieurs fois à Londres dans un état de conscience presque nul. Le Dr Relling et le candidat en théologie Molvig sont plutôt des ivrognes que des alcooliques et pourtant ! Le vieil Ekdal, lui, comme les déments séniles, boit surtout machinalement, plus que par goût.

Et ce n'est pas seulement pour l'alcoolisme qu'Ibsen met dans sa symptomatologie des nuances, des distinctions dignes d'un psychiatre consommé. La mélancolie revêt différents aspects suivant le personnage. Irène est la mélancolie bien accentuée présentant au complet le syndrome de Cotard. Rubek est un mélancolique *sine delirio*

---

(1) Motet. Considérations générales sur l'alcoolisme. *Thèse*, Paris, 1859.

avec de l'angoisse et subitement il a un raptus qui le pousse au suicide.

Rosmer se rapproche beaucoup de Rubek mais il a plus d'idées de doute. La neurasthénie de Solness diffère de celle d'Oswald complètement transformée par ses habitudes alcooliques.

De même les idées obsédantes varient suivant la tournure d'esprit des dégénérés qui les ont. Mystique chez Brand, l'obsession prend une couleur philosophique dans le cerveau de Grégoire Werlé. — Chez les enfants, la réaction dépend également des conditions actuelles. — Chez Eyolf, l'obsession se traduit aussitôt en gestes reproduisant fidèlement l'image corticale. La petite Hedwige, dont les réactions sont exagérées par la puberté naissante, transforme immédiatement son chagrin en mouvements dont l'ensemble constitue un suicide.

Enfin, les hallucinations empruntent leur caractère aux idées délirantes de celui qu'elles frappent. Brand, exténué par sa course dans la montagne, entend des voix qui lui disent de recommencer son œuvre d'épuration sociale. Rosmer, profondément frappé par le suicide de sa femme, aperçoit des chevaux blancs à l'endroit où elle s'est tuée. Ellida, sous l'influence de la grossesse, revoit l'étranger qui fit sur elle si forte impression jadis. Hilde entend des sons de harpe quand Solness gagne le faîte de sa tour comme elle en a entendu étant enfant, dans les mêmes circonstances. Rita, après la mort de son fils infirme, entend à plusieurs reprises un glas funèbre articulant « La bé-quil-le », car la claudication du petit Eyolf avait été un gros ennui pour elle. Irène a des hallucinations se rapportant à ses idées de négation. Jean-Gabriel Borkman, dans son rêve de mégalomane, aperçoit son royaume tel que le conçoit son imagination malade.

Nous espérons avoir montré suffisamment la maîtrise incontestable d'Ibsen et nous laissons parler les faits. Naturellement quiconque voudra se faire une idée exacte de tel de ses personnages devra lire entièrement le drame où il s'agite, mais comme nous le disions dans nos premières pages, Ibsen est aujourd'hui classique et on ne l'ignore pas plus qu'on n'ignore Shakespeare ou Euripide. On peut appliquer à Ibsen ce que Brierre de Boismont a dit de Shakespeare : « Il est aujourd'hui le premier auteur dramatique des temps modernes. Cette réputation, il la doit à ce qu'aucun de ses rivaux n'a poussé si avant dans le cœur humain l'analyse des passions et exposé leurs effets sur la scène d'une manière plus saisissante (1). »

Pour terminer, nous voudrions dire quelques mots sur le rôle social que peut jouer le théâtre ainsi compris. Il instruit le public sur ce qu'il faut entendre par le terme aliéné. Les préjugés les plus grossiers persistent sur l'aliénation mentale, même dans les milieux cultivés. Nous pourrions citer ici toute la préface de Tardieu à son étude médico-légale sur la Folie sans que ses récriminations aient perdu de leur actualité. « Quand on parle de folie, dit M. Enrico Ferri, le vulgaire imagine un être tourmenté par un délire violent, incohérent, se traduisant en actes et en paroles, ou bien un individu plongé dans une stupéfaction inconsciente et idiote. Le public des assises et

(1) Brierre de Boismont. *Ann. médico-psychol.*, 68, XII, 329.

des tribunaux et la plupart des magistrats voudraient constater l'une ou l'autre de ces formes classiques et simples de l'aliénation mentale avant d'admettre la folie d'un criminel : mais l'aliénation évidente et complète est relativement rare dans l'infinie variété des manifestations et des déviations biologiques (1). »

Les traités de psychiatrie ne peuvent être mis entre toutes les mains. Leur lecture semblerait ardue à des cerveaux non entraînés et des interprétations fausses seraient à craindre. Il appartient aux maîtres de la littérature de faire la saine propagande des vérités scientifiques, car, ainsi que le remarque M. Enrico Ferri, « Crime et Châtiment de Dostoïevsky ou la Bête humaine de M. Émile Zola sont pour la psychopathologie et pour l'anthropologie criminelle un moyen de propagande mille fois plus rapide que l'observation strictement érudite. Et ce sont en même temps des œuvres d'art excellentes, qui creusent et burinent les contours du vrai, sans altérer leurs rapports et leurs proportions (2). »

Et quand on possèdera une conception plus juste de l'aliénation mentale, on pourra mieux s'en garder. On voit qu'outre la fonction éducatrice de parfaire l'instruction spéciale du public, un théâtre comme celui d'Ibsen pourrait remplir une fonction éminemment prophylactique. Il montre, par exemple, le danger des unions contractées avec les familles d'aliénés, non seulement au point de vue des enfants à venir, mais même de la sécurité

---

(1) Enrico Ferri, Les criminels dans l'art et la littérature, p. 15.

(2) Id., p. 96.

immédiate du ménage : « Ce genre de malheur, dit Trélat, qui atteint l'homme au moment où, après avoir rêvé le bonheur de son mariage, il s'aperçoit qu'il a épousé un être dépourvu de raison, malfaisant, peut-être incurable, conséquemment éternellement violent, destructeur, ingénieux, agresseur, cruel même, ce malheur est plus grand que la mort, car il tue ce qu'il y a de bon, laisse vivre tout ce qui nuit, tout ce qui afflige, et il se transmet chez les enfants, qui, au lieu de faire la joie et l'orgueil de la famille, peuvent faire son chagrin, son désespoir et sa honte imméritée (1). »

Mais là, surtout où le rôle de l'œuvre ibsénienne peut être considérable, c'est lorsqu'il indique les dangers des intoxications et plus particulièrement de l'alcool. Ibsen nous a donné dans les Revenants un terrible exemple d'alcoolisme héréditaire évoluant vers la paralysie générale. Et cela est bien fait pour donner à réfléchir au public sur l'influence néfaste des boissons alcooliques. « A Sparte, a dit excellemment M. le Dr Motet, on enivrait les ilotes pour inspirer aux citoyens le dégoût de l'ivresse : en Europe, un des revenus les plus clairs du gouvernement est le droit perçu sur les boissons alcooliques. Lycurgue voulait prévenir l'abâtardissement des Lacédémoniens ; dans les États modernes, une intoxication lente, progressive, mine sourdement la race, et les nations civilisées payent chaque année à l'alcool une dîme fatale (2). »

(1) Trélat. La folie lucide. Préface.

(2) Motet. Considérations générales sur l'alcoolisme. *Thèse*, Paris, 18[illegible].

CHARTRES. — IMPRIMERIE DURAND, RUE FULBERT.

www.ingramcontent.com/pod-product-compliance
Lightning Source LLC
LaVergne TN
LVHW020028170826
845678LV00001B/167

* 9 7 8 2 3 2 9 7 5 5 7 2 4 *